全国高职高专食品类、保健品开发与管理专业"十三五"规划教材

（供食品营养与检测、食品质量与安全、保健品开发与管理专业用）

中医养生与食疗

主　　编　张榕欣　刘　岩

副 主 编　庄艳姗　李玉环　万　能　王若维

编　　者　（以姓氏笔画为序）

万　能（湖南食品药品职业学院）

王若维（山东协和学院）

冯晓明（黑龙江生物科技职业学院）

曲晓妮（山东药品食品职业学院）

庄艳姗（广东茂名健康职业学院）

刘　岩（山东药品食品职业学院）

孙希芳（山东医药技师学院）

孙国勇（茂名职业技术学院）

杨春花（长春医学高等专科学校）

李玉环（日照职业技术学院）

张加赢（石家庄职业技术学院）

张榕欣（茂名职业技术学院）

唐林志（仁源集团有限公司）

中国健康传媒集团

中国医药科技出版社

内容提要

　　本教材为"全国高职高专食品类、保健品开发与管理专业'十三五'规划教材"之一，系根据本套教材的编写指导思想和原则要求，结合专业培养目标和本课程的教学目标、内容与任务要求编写而成。本教材具有专业针对性强、紧密结合新时代行业要求和社会用人需求、与职业技能鉴定相对接等特点；内容包括中医养生概述、健康的四大基石、常用中医养生的保健方法、日常监测与保健、食疗的基础知识、食物类别与性能、常见食疗应用技能项目等9个内容。本教材为书网融合教材，即纸质教材有机融合电子教材、教学配套资源（PPT、微课、视频、图片等）、题库系统、数字化教学服务（在线教学、在线作业、在线考试）。

　　本教材主要供全国高职高专食品类、保健品开发与管理专业师生使用，也可作为从事健康产业相关岗位人员的参考用书。

图书在版编目（CIP）数据

中医养生与食疗／张榕欣，刘岩主编 . —北京：中国医药科技出版社，2019.1

全国高职高专食品类、保健品开发与管理专业"十三五"规划教材

ISBN 978 – 7 – 5214 – 0594 – 1

Ⅰ．①中… Ⅱ．①张… ②刘… Ⅲ．①养生（中医）– 高等职业教育 – 教材②食物疗法 – 高等职业教育 – 教材 Ⅳ．①R212②R247.1

中国版本图书馆 CIP 数据核字（2018）第 265993 号

美术编辑　陈君杞
版式设计　南博文化

出版　**中国健康传媒集团** | 中国医药科技出版社
地址　北京市海淀区文慧园北路甲 22 号
邮编　100082
电话　发行：010 – 62227427　邮购：010 – 62236938
网址　www. cmstp. com
规格　889×1194mm ¹⁄₁₆
印张　11 ¼
字数　238 千字
版次　2019 年 1 月第 1 版
印次　2024 年 1 月第 5 次印刷
印刷　大厂回族自治县彩虹印刷有限公司
经销　全国各地新华书店
书号　ISBN 978 – 7 – 5214 – 0594 – 1
定价　**28. 00 元**

版权所有　盗版必究
举报电话：010 – 62228771
本社图书如存在印装质量问题请与本社联系调换

获取新书信息、投稿、为图书纠错，请扫码联系我们。

数字化教材编委会

主　　编　张榕欣　刘　岩
副 主 编　庄艳姗　李玉环　万　能　王若维
编　　者　（以姓氏笔画为序）
　　　　　万　能（湖南食品药品职业学院）
　　　　　王若维（山东协和学院）
　　　　　冯晓明（黑龙江生物科技职业学院）
　　　　　曲晓妮（山东药品食品职业学院）
　　　　　庄艳姗（广东茂名健康职业学院）
　　　　　刘　岩（山东药品食品职业学院）
　　　　　孙希芳（山东医药技师学院）
　　　　　孙国勇（茂名职业技术学院）
　　　　　杨春花（长春医学高等专科学校）
　　　　　李玉环（日照职业技术学院）
　　　　　张加赢（石家庄职业技术学院）
　　　　　张榕欣（茂名职业技术学院）

出版说明

为深入贯彻落实《国家中长期教育改革发展规划纲要（2010—2020年）》和《教育部关于全面提高高等职业教育教学质量的若干意见》等文件精神，不断推动职业教育教学改革，推进信息技术与职业教育融合，对接职业岗位的需求，强化职业能力培养，体现"工学结合"特色，教材内容与形式及呈现方式更加切合现代职业教育需求，以培养高素质技术技能型人才，在教育部、国家药品监督管理局的支持下，在本套教材建设指导委员会专家的指导和顶层设计下，中国医药科技出版社组织全国120余所高职高专院校240余名专家、教师历时近1年精心编撰了"全国高职高专食品类、保健品开发与管理专业'十三五'规划教材"，该套教材即将付梓出版。

本套教材包括高职高专食品类、保健品开发与管理专业理论课程主干教材共计24门，主要供食品营养与检测、食品质量与安全、保健品开发与管理专业教学使用。

本套教材定位清晰、特色鲜明，主要体现在以下方面。

一、定位准确，体现教改精神及职教特色

教材编写专业定位准确，职教特色鲜明，各学科的知识系统、实用。以高职高专食品类、保健品开发与管理专业的人才培养目标为导向，以职业能力的培养为根本，突出了"能力本位"和"就业导向"的特色，以满足岗位需要、学教需要、社会需要，满足培养高素质技术技能型人才的需要。

二、适应行业发展，与时俱进构建教材内容

教材内容紧密结合新时代行业要求和社会用人需求，与职业技能鉴定相对接，吸收行业发展的新知识、新技术、新方法，体现了学科发展前沿、适当拓展知识面，为学生后续发展奠定了必要的基础。

三、遵循教材规律，注重"三基""五性"

遵循教材编写的规律，坚持理论知识"必需、够用"为度的原则，体现"三基""五性""三特定"。结合高职高专教育模式发展中的多样性，在充分体现科学性、思想性、先进性的基础上，教材建设考虑了其全国范围的代表性和适用性，兼顾不同院校学生的需求，满足多数院校的教学需要。

四、创新编写模式，增强教材可读性

体现"工学结合"特色，凡适当的科目均采用"项目引领、任务驱动"的编写模式，设置"知识目标""思考题"等模块，在不影响教材主体内容基础上适当设计了"知识链接""案例导入"等模块，以培养学生理论联系实际以及分析问题和解决问题的能力，增强了教材的实用性和可读性，从而培养学生学习的积极性和主动性。

五、书网融合，使教与学更便捷、更轻松

全套教材为书网融合教材，即纸质教材与数字教材、配套教学资源、题库系统、数字化教学服务有机融合。通过"一书一码"的强关联，为读者提供全免费增值服务。按教材封底的提示激活教材后，读者可通过电脑、手机阅读电子教材和配套课程资源（PPT、微课、视频、动画、图片、文本等），并可在线进行同步练习，实时反馈答案和解析。同时，读者也可以直接扫描书中二维码，阅读与教材内容关联的课程资源（"扫码学一学"，轻松学习PPT课件；"扫码看一看"，即刻浏览微课、视频等教学资源；"扫码练一练"，随时做题检测学习效果），从而丰富学习体验，使学习更便捷。教师可通过电脑在线创建课程，与学生互动，开展布置和批改作业、在线组织考试、讨论与答疑等教学活动，学生通过电脑、手机均可实现在线作业、在线考试，提升学习效率，使教与学更轻松。

编写出版本套高质量教材，得到了全国知名专家的精心指导和各有关院校领导与编者的大力支持，在此一并表示衷心感谢。出版发行本套教材，希望受到广大师生欢迎，并在教学中积极使用本套教材和提出宝贵意见，以便修订完善，共同打造精品教材，为促进我国高职高专食品类、保健品开发与管理专业教育教学改革和人才培养做出积极贡献。

中国医药科技出版社

2019年1月

全国高职高专食品类、保健品开发与管理专业"十三五"规划教材

建设指导委员会

主　任　委　员	逯家富（长春职业技术学院）
常务副主任委员	翟玮玮（江苏食品药品职业技术学院）
	贾　强（山东药品食品职业学院）
	沈　力（重庆三峡医药高等专科学校）
	方士英（皖西卫生职业学院）
	吴昌标（福建生物工程职业技术学院）
副　主　任　委　员	（以姓氏笔画为序）
	丁建军（辽宁现代服务职业技术学院）
	王　飞（漯河医学高等专科学校）
	王冯粤（黑龙江生物科技职业学院）
	毛小明（安庆医药高等专科学校）
	巩　健（淄博职业学院）
	孙　莹（长春医学高等专科学校）
	杨天英（山西轻工职业技术学院）
	李　莹（武汉软件工程职业学院）
	何　雄（浙江医药高等专科学校）
	张榕欣（茂名职业技术学院）
	胡雪琴（重庆医药高等专科学校）
	贾　强（广州城市职业学院）
	倪　峰（福建卫生职业技术学院）
	童　斌（江苏农林职业技术学院）
	蔡翠芳（山西药科职业学院）
	廖湘萍（湖北轻工职业技术学院）

委　　　员（以姓氏笔画为序）

李晓华（长春医学高等专科学校）

王　丹（长春医学高等专科学校）

王　磊（长春职业技术学院）

王文祥（福建医科大学）

王俊全（天津天狮学院）

王淑艳（包头轻工职业技术学院）

车云波（黑龙江生物科技职业学院）

牛红云（黑龙江农垦职业学院）

边亚娟（黑龙江生物科技职业学院）

曲畅游（山东药品食品职业学院）

伟　宁（辽宁现代服务职业技术学院）

刘　岩（山东药品食品职业学院）

刘　影（茂名职业技术学院）

刘志红（长春医学高等专科学校）

刘春娟（吉林省经济管理干部学院）

刘婷婷（安庆医药高等专科学校）

江津津（广州城市职业学院）

孙　强（黑龙江农垦职业学院）

孙金才（浙江医药高等专科学校）

杜秀虹（玉溪农业职业技术学院）

杨玉红（鹤壁职业技术学院）

杨兆艳（山西药科职业学院）

杨柳清（重庆三峡医药高等专科学校）

李　宏（福建卫生职业技术学院）

李　峰（皖西卫生职业学院）

李时菊（湖南食品药品职业学院）

李宝玉（广东农工商职业技术学院）

李晓华（新疆石河子职业技术学院）

吴美香（湖南食品药品职业学院）

张　挺（广州城市职业学院）

张　谦（重庆医药高等专科学校）

张　镝（长春医学高等专科学校）

张迅捷（福建生物工程职业技术学院）

张宝勇（重庆医药高等专科学校）

陈　瑛（重庆三峡医药高等专科学校）

陈铭中（阳江职业技术学院）

陈梁军（福建生物工程职业技术学院）

林　真（福建生物工程职业技术学院）

欧阳卉（湖南食品药品职业学院）

周鸿燕（济源职业技术学院）

赵　琼（重庆医药高等专科学校）

赵　强（山东商务职业学院）

赵永敢（漯河医学高等专科学校）

赵冠里（广东食品药品职业学院）

钟旭美（阳江职业技术学院）

姜力源（山东药品食品职业学院）

洪文龙（江苏农林职业技术学院）

祝战斌（杨凌职业技术学院）

贺　伟（长春医学高等专科学校）

袁　忠（华南理工大学）

原克波（山东药品食品职业学院）

高江原（重庆医药高等专科学校）

黄建凡（福建卫生职业技术学院）

董会钰（山东药品食品职业学院）

谢小花（滁州职业技术学院）

裴爱田（淄博职业学院）

前言
QIANYAN

　　中医养生，就是以传统中医理论为指导，遵循阴阳五行生化收藏之变化规律，对人体进行科学调养，保持生命健康活力。食疗养生即利用食物来影响机体各方面的功能，使其获得健康或愈疾防病的一种养生方法，不仅能达到保健强身、防治疾病的目的，还能给人以感官和精神上的享受，使人在享受食物美味的同时，不知不觉地达到防病治病的目的。本教材主要根据高职高专食品类、保健品开发与管理专业培养目标和主要就业方向及职业能力要求，按照本套教材编写指导思想和原则要求，结合本课程教学大纲，由全国 10 所院校从事教学和生产一线的教师、学者悉心编写而成。

　　中医养生与食疗是高职高专食品营养与检测、食品质量与安全、保健品开发与管理专业基础课，学习本课程教材主要为从事健康管理及食疗保健工作奠定理论知识。本门课程教材主要包括中医养生概述、健康的四大基石、常用中医养生的保健方法、日常监测与保健、食疗的基础知识、食物类别与性能、常见食疗应用等内容。

　　本教材的编写突出职业教育的特色，体现中医营养学专业的特点，在内容编排上，理论知识以"必需、够用"为度，强调理论联系实际，强化应用能力的培养。利用通俗易懂的语言介绍中医基本理论、中医养生与食疗的基本原则和常用方法，以及常用食物、食疗方及部分药食同源物品的基本知识，并选择常见病症辨证施食，且在每节后补充了"拓展阅读"内容，拓展了学生的知识面，增加了学生的学习兴趣。本教材为书网融合教材，即纸质教材有机融合电子教材、教学配套资源（PPT、微课、视频、图片等）、题库系统、数字化教学服务（在线教学、在线作业、在线考试）。

　　本教材主要适用于全国高职高专院校食品营养与检测、食品质量与安全、保健品开发与管理专业师生使用，也可作为从事健康产业相关岗位人员的参考用书。

　　本教材由张榕欣和刘岩担任主编，具体编写分工如下：杨春花编写第一章，孙希芳、孙国勇编写第二章，庄艳姗、万能编写第三章，张榕欣、唐林志编写第四章，张加赢、刘岩、孙国勇编写第五章，王若维、李玉环编写第六章，刘岩、曲晓妮、冯晓明编写第七章，全书由张榕欣统稿和定稿，同时感谢唐林志对本书编写提出宝贵意见。

　　由于编者水平有限，时间紧迫，疏漏之处在所难免，恳请广大读者与同行批评指正，以便修订改善。

编　者
2019 年 1 月

目录
MULU

第一章 中医养生概述

知识目标

1. **掌握** 中医养生的特点、内容、基本观念及基本原则。
2. **熟悉** 养生、养生学的含义;中医理论在养生中的应用;生命观、寿夭观、健康观和养护观的基本内容;养生的基本方法。
3. **了解** 中医养生的历史沿革以及各个时期的文化特点;古代养生家的养生观点及相关理论。

能力目标

1. 能够根据运用养生的特点和内容,合理运用养生原则指导日常养生。
2. 能够树立正确的养生观;学会运用养生的基本方法。

第一节 中医基础知识

扫码"学一学"

案例讨论

案例:根据 2017 年中国居民健康素养监测结果,2017 年中国居民健康素养水平为 14.18%,较 2016 年的 11.58% 增长 2.6 个百分点,而 2009 年仅为 6.48%,近 10 年来呈持续上升态势。

问题:1. 中国居民的健康素养水平是如何提高的?

2. 为什么要养生?

3. 中医养生是如何发展起来的,有何优势?

中医养生学是中华民族优秀文化的一个重要组成部分,历史悠久,源远流长。在漫长的历史过程中,中国人民非常重视养生益寿,并在生活实践中积累了丰富的经验,创立了既有系统理论、多种流派、多种方法,又有民族特色的中医养生体系,为中国人民的保健事业和中华民族的繁衍昌盛做出了杰出的贡献。养生不仅仅是对健康的追求,也反映了人们对生活的热爱,对生命的感悟,被广大人民群众广泛应用到日常生活中。

一、养生的概念

养生(又称摄生、道生)一词最早见于《庄子·内篇》。所谓生,就是生命、生存、生长之意;所谓养,即保养、调养、培养、补养、护养之意。养生是通过养精神、调饮食、练形体、慎房事、适寒温等各种方法去实现的,是一种综合性的强身益寿活动。中医养生学是在中医理论的指导下，探索和研究中国传统的颐养身心、增强体质、预防疾病、延年益寿的理论和方法，并用这种理论和方法指导人们保健活动的实用科学。

自古以来，人们把养生的理论和方法叫作"养生之道"。例如《素问·上古天真论篇》说："上古之人，其知道者，法于阴阳，和于术数，食饮有节，起居有常，不妄作劳，故能形与神俱，而尽终其天年，度百岁乃去"。此处的"道"，就是养生之道。能否健康长寿，不仅在于能否懂得养生之道，而更为重要的是能否把养生之道贯彻应用到日常生活中去。历代养生家由于各自的实践和体会不同，他们的养生之道在静神、动形、固精、调气、食养及药饵等方面各有侧重，各有所长。从学术流派来看，又有道家养生、儒家养生、医家养生、释家养生和武术家养生之分，他们都从不同角度阐述了养生理论和方法，丰富了养生的内容。

二、养生的特点

中医养生是从实践经验中总结出来的科学，是历代劳动人民智慧的结晶，经历了五千年亿万次实践，由实践上升为理论，归纳出方法，又回到实践中去验证，不断丰富和发展，进而形成一门独立的学科。其特点主要体现在以下四个方面。

（一）独特的中医理论体系

整体观念和辨证论治是中医学的两大基本特点。中医养生是以中医养生理论为指导，秉承中国传统的整体思维。它特别强调人与外界的环境是密不可分的，人的生命活动要与自然环境和社会环境协调统一，自然环境为人类提供了不可缺少的物质条件，而社会环境对人的身心机能有着极大的影响。

辨证论治是中医学的文化特色，也是中医治疗疾病的基本原则。中医养生实践强调辨证施养，根据时令、地域以及个人的体质、年龄、性别等不同而制定相应的方法，从而达到顺应自然、健康长寿的目的。

（二）形神兼养重调摄

中医理论强调人体本身就是一个有机整体，形与神相互依存。形，指形体，即肌肉、血脉、筋骨、脏腑等组织器官；神，是指情志、意识、思维为特点的心理活动现象以及生命活动的全部外在表现。形为神之基，神为形之主；无形则神无以生，无神则形不可活。形神共养就是要注重形体的强健和精力的充沛，调摄养护使身体和精神达到最和谐的状态，方能健康长寿。这种形与神的高度整体统一，也称作"形神合一"。

（三）三因制宜促和谐

自然界是人类赖以生存的环境，人类的生命活动也时刻受到自然环境的影响。因此，要根据不同的时令气候特点，不同的地域环境特点，不同人的年龄、性别、体质等具体情况，来制定与之相应的适宜的养生方法。依据外界环境的变化合理调整机体的行为举止，采用因时养生、环境养生、居处养生等方法从而达到人与自然、社会的和谐。

（四）防患于未然在预防

中医养生的重要思想是治未病，认为预防胜于治疗。《素问·八正神明论篇》中指出"上工救其萌芽……"，即疾病虽未发生，但是已出现某种先兆，或处于萌芽状态时，应该采取措施，防止疾病的发生，从而维持机体健康，达到延年益寿的目的。

三、养生的发展史

中国养生文化源远流长，历代养生家、医家和广大劳动人民通过长期的防病保健的实践，不断丰富和发展了摄生保健的内容，逐步形成了一套较为完整的理论体系和系统的养生方法。养生的发展大体经历了这样七个时期。

1. 上古时期　我们的祖先在与大自然斗争的过程中，逐渐地认识了自然界，以适应自然、改造自然，维持自己的生存与种族发展。他们懂得了创造简单工具去寻觅、猎取食物以充饥；择居处、筑巢穴以避风寒、防野兽。火的应用，可使人类战胜严寒，温暖人体的肢体关节、胸腹、腰背，除驱散寒冷之外，我们的祖先还懂得了一些用火治病的简单医疗方法，如灸、焫、熨等，用以治病除疾，养生防病。养生思想的原始萌芽在此时已经开始萌发。

2. 先秦时期　从殷商开始，我国的养生文化有了确切的文字记载。甲骨文上，已有一些关于疾病以及个人卫生等方面的文字记载。西周时期，养生思想进一步的发展，出现了专门掌管周王和贵族阶层饮食的食医及专门主管环境卫生的官员。春秋战国时期（公元前722年～公元前221年）为中医养生的奠基时期，也是中华养生文化史第一个黄金时期。

3. 秦汉时期

（1）《黄帝内经》奠定了养生学理论基础　《黄帝内经》总结了先秦时期医药学丰富的实践经验，集先秦诸子理论及医药学实践之大成，为中医养生学的形成奠定了理论基础。阐述了对生命起源和生命规律的认识，认为自然界的阴阳精气是生命之源，对人体生、长、壮、老、已的生命规律有精妙地观察和科学地概括，不仅注意到年龄阶段的变化，也注意到了性别上的生理差异，还详细论述了衰老的变化过程及衰老表现，并指出情志、起居、饮食、纵欲、过劳等方面调节失当，是导致早衰的重要原因；强调要适应自然变化，避免外邪侵袭，从而开创了中医防病养生的先河。

（2）养生思想的深化　自《黄帝内经》问世后，养生理论开始逐渐运用到实践中，这一时期汇聚了很多养生思想，对后世的影响巨大。

①张仲景的养生思想。东汉末年张仲景编撰的传世巨著《伤寒杂病论》，不仅确立了中医的辨证论治原则，也提出了许多宝贵的养生调摄原则和方法。比如，顺天避邪，和合五味、清静调神的养生思想。此外，还有妇人养生的保养调摄方法。张氏所创的方剂中有很多不但可以治病，还具有养生的功效，如百合地黄汤、当归生姜羊肉汤、猪肤汤等。

②华佗的养生思想。三国时期著名的医学家华佗结合自身的医疗、养生实践，形成了一套中医养疗学术思想体系。根据古代导引术，编创了模仿虎、鹰、熊、狼、鸟五种动物动作的导引法，即五禽戏，简单易行。华佗还在饮食养生、中药养生和起居生活养生等许多方面均有独到见解，提出"驱虫益寿"的养生思想，创造了"漆叶青黏散"的养生名方。

③王充的先天禀赋说。王充提出了禀气的厚薄决定寿命长短的观点，他在《论衡》中提到寿命与遗传有关的观点："夫禀气渥则其体强，体强则其命长；气薄则其体弱，体弱则其命短。"所谓禀气，应与现代的遗传有关。王充还认为，生育过多，往往影响下一代健

康，提倡少生少育。王充的这一思想丰富了养生学的内容。

4. 晋隋唐时期 该时期佛、道教盛行，此时的佛、道教文化与中医养生密切相关，同时对中医养生学的发展产生了极为深远的影响，是中医养生学的完善时期。

（1）道教与养生 道教是一种发源于中国古代的传统宗教，道家思想中"清静无为""返璞归真""顺应自然""贵柔"等主张，对中医养生保健有很大的促进作用。摈弃虚无缥缈的成仙思想，积累了许多实际的养生经验，如道教的食养食疗、服饵养生、丹功养生、形体养生等。南朝的著名养生家陶弘景，精于医学，通晓佛、道，其《养性延命录》载录了梁以前多种养生法则和养生方术，包括顺应四时、调摄情志、节制饮食、适当劳动、节欲保精、服气导引等方面，为现存最早的一部养生专著。

（2）佛教与养生 隋唐时期是中国佛教的鼎盛时期，佛教本身所产生的养生思想、观点与方法，对中医养生学有着深远的影响。佛教的修行体系，从皈依、发信到戒定慧三学、三十七道品、大乘菩萨行六度等，均可锻炼人心；佛家还有很多戒律，如五戒、十戒、菩萨戒等，亦是对酒、色、食、财等诸方面欲念的节制和约束，以使人专心修禅，达到精神保健，提升道德修养。

5. 宋金元时期 我国医学史上的辉煌时期，在中医学出现了流派争鸣，从而也推动了养生学的发展，这一时期为中医养生的突破时期。

（1）养生理论与方法的完善 宋金元时期，养生理论和养生方法也日益丰富发展，医药学著作大量出版发行。宋代宫廷编著的方剂专书《太平圣惠方》，不仅是一部具有理、法、方、药完整体系的医书，而且载有许多摄生保健的内容，尤其注意药物与食物相结合的方法，如记述了各种药粥、药酒等。这些方法符合医疗保健的需要，对后世有一定的影响。

（2）老年保健的兴起 宋代陈直的《养老奉亲书》是我国现存最早的一部老年保健学著作。后经元代邹铉的逐渐完善，更名为《寿亲养老新书》，标志着中国老年医学的诞生。老年医学保健主要强调的核心内容为精神调养、饮食调养、顺时奉养、起居护养、药物调养等方面。

（3）食物养生的盛行 宋金元时期饮食保健的实践经验积累，食养食疗不仅在理论上还有方法上都有显著的成就。如《太平圣惠方》在介绍"服诸药忌"时指出：服药不可多食生胡荽及蒜杂生菜，不可多食肥猪、犬肉、油腻肥羹及鱼脍腥臊，也不可食诸滑物果实等。元代《饮膳正要》作为一部营养与食疗专著，更是把饮食调理与人体保健、饮食卫生等密切结合起来，指出"使以五味调和五脏，五脏和平则血气资荣，精神健爽，心志安定，诸邪自不能入，寒暑不能袭，人乃怡安"。

（4）金元四大家对养生理论的贡献 刘完素主张以和平论养生，提出"养生之要，无为无事"，反对恣情纵欲；提出"饮食者养其形，起居者调其神"的观点，反复强调注重饮食起居，不能纵恣而不知节制。

张子和提倡以食补论养生，提出"养生当论食补，治病当论药攻"。他强调食补以胃气为本，重在攻邪以复胃气，运用药物攻邪后，多采用粥食调养之法以调胃气，助胃气恢复以祛除余邪，肠胃洁，脾土新，胃气生。

李东垣重视以脾胃论养生，他认为食物的寒温适中才能保持脾胃气机升降的正常，饮食安于淡薄才不会伤及脾胃，不宜过多地吃酸、咸、苦、辛等食物，以免损伤脾胃的元气。

朱丹溪强调以养阴论养生，认为早衰的重要原因是阴精亏损，故而把养阴抑阳的养生原则，贯穿于人的生、长、壮、老、已的全过程。在滋阴养生的具体措施上，一方面是节饮食以补阴，每日饮食要有节制，以免伤身，尤其强调平淡饮食。同时他还提出清心寡欲以保阴，要求怡养而寡欲，恬淡虚无以聚阴精，不使相火妄动。

金元四大家的学术观点虽异，所得成果也不尽相同，但是却汇集成比较完整的养生理论和方法体系。金元的学术争鸣，促进了养生学的发展。

6. 明清时期　该时期产生了许多著名的医学养生家，中医养生保健专著的编撰和出版达到了养生学史的鼎盛时期。

（1）调养五脏，重养命门　明代藏象研究最有成就的就是温补学派，其理论突出脾胃、肾与命门的主题，强调其对生命的主宰作用。代表人物张景岳，大力阐扬命门学说，以其为先后天"生命门户"，认为脏腑之精归之于肾，而肾又藏于命门。他认为养生重在命门，而其实质是养真阳、元气，有"阳强则寿，阳衰则夭"的观点，并明确提出养生之要在于治形保精的主张，即形赖精血为养，养精血即所以养形。

（2）全面调理，综合调养　明清时期，中医养生的调养方法表现出多角度、多方位、多元化的特点。

①药饵养生，饮食保健。明代朱橚等编著的《普济方》载方 61739 首，里面囊括了许多著名的延年益寿方。万全《养生四要》认为，饮食五味"稍薄，则能养人"，而药养则以脾胃为要。李时珍《本草纲目》对于药饵与食疗皆有大量阐述，他尖锐地批评了用金石之谬误，应重视动植物药养生，多以无毒易食之补益类药延年益寿，并收录了丰富的食养、食疗等资料，并列出"饮食禁忌""服药试忌"等。

②动静结合，动形养生。动静结合养生方法在先秦已初步建立，并在明清时期进一步得到确定和发展。主要分为静养精神、动养形体两大类，如八段锦、华佗五禽戏、气功、导引等动静养生法。历代养生家十分注意动静相结合的养生方法，大大促进了太极拳、八段锦的发展，在养生保健中发挥了积极的作用。

③综合运用，杂合以养。明清时期的养生保健专书很多，强调综合调理、简便易行。如冷谦的《修龄要旨》详细论述了四时起居调摄、四季却病、延年长生、八段锦导引法、导引却病法等；吴师机提倡膏、药外贴等理疗法，如引嚏、坐药、药浴等，在外治保健方面为养生开辟了一条新的路径。

（3）老年养生再度兴盛　到明清时期，老年保健兴盛并发展迅速。明清的养生专著大都联系到老年人的养生和长寿问题，如万密斋的《养生四要》指出中和平衡既济的制方原则，对老年的药饵养生有直接指导意义，并认为要从中年开始，未老先防，保健重点在于调补脾肾；同时还提出了老年用药禁忌。

7. 近现代时期　自 1840 年鸦片战争开始到中华人民共和国成立之前，中国的医学发展陷入了低谷。中华人民共和国成立以后，中医养生学得到了较大发展，特别是近年来，传统的养生保健受到了越来越多的关注，相关研究机构成立，古代养生文献整理出版，现代养生专著不断问世。目前世界各国越来越多的人关注养生保健，而中国传统的养生保健在世界范围内产生了广泛的影响。

■ ■ ■ ■ ■ ■

拓展阅读

四季养生知识要点

1. 春季　万物复苏，仔细感觉，一定会感觉到，自己也有一个特别舒展的感觉。这个季节，首先不建议睡懒觉，适合早起，去大自然户外活动。保持气血调畅，精神愉悦。即使到户外伸伸懒腰，都能体会到特别舒服，驱赶走冬季的郁闷。

2. 夏季　夏季酷热，要以避暑为主。当然，晨起的活动很重要的，特别建议早5点到7点的活动。配以清淡的饮食。现代中医认为，夏季，不要饮冰水，特别是老年人更要注意，不要贪图一时嘴痛快，引病上身。

3. 秋季　秋为暑末，为丰收季节。人在这个季节里，会有很强的力气，所以，秋季到了，要顺应季节，早晚很凉爽，注意增加衣服。因为刚刚走过炎热的夏，千万不要再当夏天过。早晚运动，要适当加些衣服，防止感冒。

4. 冬季　冬季寒冷，忙碌了一年的人们，还是有些疲倦的，这个季节的养生也是关键的，适当进补，可以适当增加一些肉、蛋、奶，也可以吃些螃蟹、大虾等海产品。

扫码"学一学"

第二节　认识养生观念

案例讨论

案例：对某社区居民健康状况进行调查，通过对比不同体质人的健康状况、寿命与精神状态，发现对生死的态度，先天禀赋及后天养护、健康的生理及心理不同的人群，他们的工作生活状态、健康状况及寿命也各不相同。

问题：1. 为什么会有如此差别？

　　　　2. 如何认识养生？

　　　　3. 养生的基本观念有哪些？

中医养生的实践活动，必须以基本的学术观念为指导，才能达到预期的效果。中医养生学是在中医理论的指导下，经过漫长的实践和总结，逐渐形成了对养生有重要指导意义的基本观念，即生命观、寿夭观、健康观等基本观念。

一、生命观

中医养生学的生命观是其对生命存在性质、生命活动特点、面对生死的态度等问题的基本认识和看法。中医养生学认为，精、气、神是形成生命的三大要素，精是生命的本原，气是生命的维系，神是生命的主宰；精、气、神三者密不可分，协调统一，共同维持"形与神俱"的正常生命状态。生命是以精为物质基础，在气的推动和神的统摄下，维持生命的活动形式。

（一）精是生命活动的物质基础

生命的本质是物质的，生命活动的本质就是物质运动。

精，是由禀受于父母的生命物质与后天水谷精微相融合而形成的一种精华物质，是构成人体和维持人体生命活动的最基本物质，是人体生命的本原。精是在人出生之前就有的，是从父母那里遗传下来的，我们通常称之为先天之精。在生殖过程中，男女之精交合而产生新的生命。父母的身体健康，后代一般都身体健康；父母身体差或者有遗传疾病的，后代的身体健康情况往往也会受到影响。先天之精主要封藏于肾，称为肾精，具有生殖功能，能促进人体的生长发育，而且还能抵御外界各种不良因素的影响，避免疾病的发生。人出生后摄入的饮食水谷，经由脾胃等脏腑转化而成的水谷精微，是生命持续的基础物质，简称后天之精。

人体生命形成之后，在先天之精所提供的生命活力的推动下，后天之精得以不断化生，同时在后天之精的滋养下，先天之精得以不断充盈，后天之精和先天之精相互依存、融为一体，共同为人体脏腑组织功能的正常发挥提供物质基础。精除了在功能活动中部分被消耗外，其余的精成为脏腑之精，如果脏腑之精充盈，盈余的精就下藏于肾去滋养封藏之精和化生生殖之精，随着肾精的盛衰变化而产生了生、长、壮、老、已的各种生命变化。

（二）气是生命活动的动力

气，是人体内活力很强运行不息的极精微物质，是构成人体和维持人体生命活动的基本物质。包含肾精所化之气、水谷精气和自然界清气。气的作用主要有推动、温煦、防御、固摄和气化。气的运动称为气机，包括升、降、出、入四种运动形式。人体通过脏腑气机的升降出入运动，把摄入体内的空气和饮食水谷转化为气、血、津液、精等人体必需的物质。人的精神、意识、思维活动是由机体产生的一种气的活动。中医学认为人体生命力的强弱、生命的寿夭，元气的盛衰存亡、新陈代谢的气化过程、生命的现象均源于气的升降出入运动。说明气既是构成人体的基本物质，又是人体生命的动力。

（三）神统摄生命活动

神，是机体生命活动的总称，是生命活动的外在表现，是生命的主宰。狭义来讲，指人的意识、思维、情感等精神活动。神，主宰人的精神意识思维活动。在人的情绪层面，不论怒喜思悲恐等五志或喜怒忧思悲恐惊等七情，皆由"心神"所主宰。神的产生和发挥作用的物质基础是精、气、血，人体脏腑组织的活动及功能发挥，气血的产生及运行等，又必受神的主宰。养生的时候也要重在养神，因为神旺则身体强健，神衰则身体虚弱，失神则生命垂危。所以历代医家和养生家一再强调人们必须要"积精全神"，才能达到"精神内守，病安从来"的目的。

精、气、神三者在人的生命活动中互相依存，相互为用，密不可分。神来源于先天之精，又依赖于后天之精的滋养，能统驭精气；即，精能生神，神能御精，精足则形健，形健则神旺；反之，精衰则形弱，形弱则神疲。气是生命的动力，气能生神，神能御气。精与气的关系是：气能生精摄精，精能化气，二者密不可分，故习惯"精气"并称。所以精、气、神三者既是生命组成的基础，也是密切联系不可分割的统一整体，精充、气足、神旺是生命充满活力的根本保证。

二、寿夭观

中医养生学的寿夭观，是对人体生命全过程中的天年、寿夭、衰老等现象及其规律的认识。生命有开始就必定有终结，生、长、壮、老、已是生命延续的自然规律。养生的宗旨是"却病益寿""尽享天年"。所谓"天年"，即自然寿数，也就是人在完全理想的生存状态下，精气不受任何额外损耗和扰动时，人的寿限可以活到120岁。通常情况下，自然寿命会受到多种因素的影响，包括先天禀赋和后天因素。

（一）先天禀赋

人自身是一个主观能动的复杂系统，因此，寿夭衰老、生命发展的质量与自身因素密切相关。生命个体与生俱来的、特有的体魄、智力等方面的素质统称为禀赋，又称先天禀赋。中医养生学认为先天禀赋的强弱，是人体寿夭的决定性因素，先天禀赋强则身体壮盛，精力充沛，不易变老，可以"寿"；先天禀赋弱则身体憔悴，精神萎靡，衰老就提前或加速，容易"夭"。在先天禀赋因素中，由于"肾为先天之本"，肾中精气是否充足对于人体的寿夭起到决定性作用。因此，在日常生活中要注意对肾精、肾气的固护。

（二）后天因素

人自出生以后，就要时时刻刻受到外在环境的影响，因此，后天因素是决定人体寿夭衰老的重要方面，主要包括自然环境、社会因素、生活方式、疾病损伤等方面。

1. 自然环境　如地域、气候等，长期作用于人体，使人的体质呈现地区差异性，是影响寿夭的因素之一。我国西北高原地带，气候寒冷，元气不易耗散，所以多寿；东南地区，气候炎热，元气容易发泄，所以多夭。现代研究认为，自然环境对人体健康影响很大。当有害的环境因素长期作用于人体，或者超过一定限度就要危害健康，促使衰老。

2. 社会环境　由于人的社会地位的急剧变化，失去了原有的社会地位，虽然没有外邪侵袭，但由于情志内伤，会给人带来精神和形体的衰老变化。不同的社会环境形成不同的生活方式和人际关系，以及不同的欲望追求和心态环境，是产生众多疾病与寿夭不同的直接原因。

3. 生活方式　包括饮食、起居、劳逸、嗜好、欲望等方面。良好的生活方式有利于健康，不适度则有损于健康，甚至导致夭亡。例如：饮食过饱，则伤肠胃，过饥则使后天供给不足；偏嗜肥甘则生湿热，嗜咸则伤心，嗜酸则伤肝等；过劳有损形气，过逸则气血凝滞；过分的贪名逐利耗散心神，无节制的性行为直接损伤精气等。不合理的生活方式对人体健康产生严重危害，是影响寿夭的重要因素。

4. 疾病损伤　与寿夭之间的关系非常密切，疾病促进衰老，衰老诱发疾病，有些疾病甚至直接导致死亡。事实上，尽享天年，"无疾而终"的人是极少的，绝大多数老年人随着年龄的增长，脏腑之精气均会逐渐衰弱，气血运行涩滞，从而罹患多种疾病，以慢性病为主。还有一些在疾病治疗过程中的错误也影响人的寿夭。如误诊误治、过度医疗、抗生素的滥用、保健品的滥用等。

5. 意外伤害　由于地震、海啸、飓风等不可抗拒的自然灾害，以及火灾、溺水、交通事故等意外伤害等，均可以导致机体伤病、伤残，甚至死亡，加速生命向"夭"的方向发展。

总之，关注后天因素对人体寿夭的影响，采取一切可行措施改善自然环境和社会环境，提高健康意识，自觉养成健康的生活习惯，积极预防和治疗疾病，尽量避免意外伤害等，对维护健康，提高寿命是十分重要的。

三、健康观

1948 年世界卫生组织（WHO）宪章中指出："健康乃是一种生理、心理和社会适应都完满的状态，而不只是没有疾病和虚弱的状态"。在我国，早在《素问·上古天真论》中就有关于健康观的描述，明确指出养生包括养性、养形、养德、适应社会等多方面。因此，健康观是指对健康状态的认识和对如何维持和促进健康的综合认识。

一般来说，一个身体健康、尚未衰老的人，应该具备以下生理、心理特征。

（一）健康的生理特征

1. 面色红润 面色是五脏气血的外荣，而面色红润是五脏气血旺盛的表现。

2. 双眼有神 眼睛是脏腑精气汇集之地，眼神华彩反映了脏腑的盛衰。因此，双目炯炯有神，是一个人健康的最明显表现。

3. 呼吸均匀 《难经·四难》认为："呼出心与肺，吸入肾与肝"，呼吸与人体脏腑功能密切相关。呼吸从容不迫，不疾不徐，说明心、肺、肝、肾功能良好。

4. 牙齿坚固 齿为骨之余，骨为肾所主，而肾为先天之本，所以牙齿坚固是先天之气旺盛的表现。

5. 声音洪亮 声由气发，《素问·五脏生成篇》说："诸气者，皆属于肺。"声音洪亮，反映肺的功能良好。

6. 双耳聪敏 《灵枢·邪气脏腑病形篇》："十二经脉，三百六十五络……其别气走于耳而为听。"耳与全身组织器官有密切关系，若听力减退、迟钝、失聪，是脏器功能衰退的表现。

7. 毛发润泽 发的生长与血有密切关系，故称"发为血之余"。同时，又依赖肾脏精气的充养，《素问·六节藏象论篇》说："肾者……其华在发。"因此，头发的脱落、过早斑白，是一种早衰之象，反映肝血不足，肾精亏损。

8. 行动灵活 肝主筋，肾主骨，腰为肾之府，四肢关节之筋皆赖肝血以养。腰腿灵便、步履从容，则证明肝肾功能良好。

9. 形体壮实 皮肤润泽，肌腠致密，体格壮实，不肥胖，亦不过瘦。因为体胖与体瘦皆为病态，常常是某些疾病带来的后果。

10. 脉象和缓 "脉者，血之府也"（《素问·脉要精微论篇》），气血在脉道内运行，脉象的正常与否，反映出气血的运行状况。健康的脉象应从容和缓，不疾不徐。

11. 食欲正常 中医学认为，"有胃气则生，无胃气则死"，饮食的多少直接关系到脾胃的盛衰。食欲正常，则是健康的反映。

12. 二便正常 排便是脏腑功能的具体表现之一。《素问·五脏别论篇》说："魄门亦为五脏使，水谷不得久藏。"经过肠胃消化后的糟粕不能藏得太久，大便通畅是健康的反映；小便是排出水液代谢后糟粕的主要途径，与肺、肾、膀胱等脏腑的关系极为密切，小便通利与否，也直接关系着人体的功能状态。

（二）健康的心理特征

1. 精神愉快 良好的精神状态，是健康的重要标志。七情和调、精神愉快，反映了脏腑功能良好。现代医学亦认为，人若精神恬静，大脑皮质的兴奋与抑制作用就能保持正常状态，从而发挥对整体的主导作用，自能内外协调，疾病就不易发生。

2. 心态平和　中医认为情志内伤是导致疾病的重要因素之一，健康的人应保持稳定平和的情绪状态、心神的宁静，能够专注、理智地行事而避免后悔、愤怒等情绪。

3. 社会适应良好　善于自我调节情绪，涵养性格，根据环境的变化做出自我调整，表现出较强的适应环境能力。

4. 道德高尚　个体在其所处社会中，能按社会准则规范自身行为，并拥有对人类很深的认同、同情与爱，能真诚帮助他人，区分手段与目的、善与恶，为有益于人类的发展服务。

总之，中医养生学以生命健康观为基础，运用权衡的认识论观点，以中正平和为标准，从整体观角度广泛论述了人的生理健康、心理健康、社会健康和道德健康。

四、养护观

中医养生学始终强调"治未病"，认为预防疾病的发生是保持健康、延年益寿至关重要的环节。中医养生学通过长期的实践，逐渐形成了以预防为主，终身养护的养护观念，这种养护观对于现代社会的养生保健具有重要意义。

（一）预防为主

人的一生中，时刻都面临疾病发生的危险，正气在与这些因素的对抗中，得到了锻炼。然而，一旦疾病发生，则意味着正气受损，精气神也会受到伤害，这种伤害随着疾病程度的加重而逐渐加重。中医始终强调在与疾病的对抗中，预防为上策。因此，在实践中，必须重视预防，减少疾病的发生，阻断疾病的加深和变化。

预防疾病要做到未病先防、已病防变、病后防复三个方面，其中最主要的是未病先防。要做到这一点，就要顺应人体和自然的变化，提前采取各种保养保健措施，防患于未然。其次，对于未能采取未病先防或预防失败导致疾病发生，就要做到"见微知著"，在疾病初期的时候就采取有效措施进行治疗，以防止疾病的演变。另外，还要注意在疾病基本治愈后，由于正气未复，加之饮食、起居、外邪等因素，可能导致疾病复发。

（二）终身养护

中国古代养生家十分重视对人的终身养护。明代张仲景特别强调胎孕养成保健，他在《类经·三卷》中说："凡寡欲而得之男女，贵而寿；多欲而得之男女，浊而夭"，指出在怀孕期间注意节欲，注重保养肾精，能够使出生的孩子身体健康，达到"贵而寿"；如果纵欲过度，则出生的孩子一生的健康会受到影响，出现"浊而夭"。刘完素在《素问病机气宜保命集》中针对不同年龄段的特点给出了针对性的调治措施：对于儿童及青少年，节饮食，适寒暑，宜防微杜渐；对于成年人，辨八邪八劳，宜治病之药，当减其毒，以全其真；对于老年人，顺神养精，脏和腑行，施赈济之法；对于高龄之人，餐精华，处奥庭，燮理阴阳，周流和气。可见，"养、治、保、延"的终身养护思想是贯穿人一生的养护观。

总之，将中医养生学的基本观点融入我们的日常养生保健，对于防病祛病、提高国民身体素质，满足老龄化社会对中医养生的需求均具有重要指导意义。

拓展阅读

亚健康人群特点

1. 湿气重　湿气重的人头部、面部都特别爱出油，睡觉流口水，舌苔粗厚发白，易疲劳，总感觉身重不爽。可选用薏米和芡实煮成粥或代茶直接饮用，可以排除多余的水分。

2. 身重乏力　上班族常常不注意饮食健康或营养搭配，机体严重缺乏蛋白质和脂溶性维生素，没有元气。事实上，科学的吃肉才能让你更加健康。

3. 内分泌紊乱，气血双虚　很多人尤其是女性，都会存在气血虚的状况：肚子疼，头晕耳鸣，脸色苍白，睡眠质量差，生理期紊乱，脸上还总是爆痘，应十分注意补气血及营养的摄入。

4. 精神涣散　打不起精神，注意力不集中，爱出错。需补充能量，增加碳水化合物的摄取。

5. 免疫力低下　亚健康人群最大的通病就是免疫力低下，很容易就生病，对空气中的花粉、粉尘等也都十分敏感。应选择高丽参、枸杞、大枣之类的食物进行食补，温和又有效。

第三节　养生的基本原则

扫码"学一学"

案例讨论

案例：清晨，在公园里、广场上总会有很多人在打太极拳、做操、唱歌、跑步，特别是近些年来，繁荣的街市里茶馆、健身馆多了起来，深夜里蹦迪的人越来越少了，追求健康饮食的人多了，暴饮暴食的人少了，很多老年人变得更年轻了。

问题：这些现象的产生是由于什么原因？

中医养生学在长期的发展过程中，通过不断汲取各学派之精华，积累养生实践经验，逐步发展和完善一些能够有效指导养生实践的基本原则，主要包括正气为本、天人相应、形神共养、辨因施养、动静相宜、综合调养等基本原则。

一、正气为本

所谓正气通常是指机体的抵抗力、免疫力及抗病修复能力。中医养生学非常重视人体的正气，认为身体的强弱、抵御病邪的能力及机体是否早衰，主要取决于自身正气是否充盈。如果正气充足，脏腑功能协调，机体则按正常规律生化，人的身体也就健康强壮，精力充沛，常葆青春活力，可得长寿；反之，正气不足，则身体虚羸，精神不振，未老先衰，寿短夭折。在一般情况下，人体正气旺盛，邪气就不易侵犯，机体就不会发病，即使患病，症状也比较轻，而且也容易治疗和恢复。中医养生学提出了"正气为本"的养生原则。强调以正气为中心，发挥人自身的主观能动性，通过主动的人神调摄，保养正气，增强生命活力和适应自然界变化的能力，从而达到强身健体、祛病延年的养生目的。同时，还需要做到以下几方面：

1. 保养肾精　精是生命的根本，精气的盛衰直接影响人体功能的强弱，关系到衰老的速度，而肾主藏精，为先天之本。因此，养生学认为扶正当首先从肾入手，将护肾保精固本作为养生的基本措施。现代医学研究认为，肾与下视丘、垂体、肾上腺皮质、甲状腺、性腺，以及自主神经系统、免疫系统等都有密切关系。肾虚者可导致这些方面功能紊乱，出现病理变化和早衰之象。这说明重视"肾"的护养，对于却病延年、抗衰老是有积极意义的。护肾保精的方法，要从节欲保精、运动保健、导引补肾、按摩益肾、食疗补肾、药物调养等多方面入手。通过调补肾气、肾精，培育先天之本，协调其他脏腑的阴阳平衡；使肾的精气保持充沛，以利于元气运行，增强身体的适应调节能力，更好地适应自然。

2. 调理脾胃　脾胃为后天之本、气血生化之源，人出生后依靠脾胃化生水谷精微和肺所吸入的清气来充养人体精气，为人体生命活动提供物质基础。因此中医养生学认为益气扶正当从脾胃入手，强调通过调理脾胃，使化源充足、正气充沛而达健康长寿的目的。如果脾胃虚衰，饮食水谷不能被消化吸收，人体所需要的营养物质就不能得到及时补充，就会影响机体健康，甚至导致疾病和死亡。同时，脾胃又是一身气机升降之枢纽，脾胃健运，可以促进和调节人体气机升降；反之，如果脾失健运，就会影响到气机的运行，出现气机不畅的情况。可以通过饮食调节、药物调养、针灸按摩、运动锻炼、起居劳逸调摄等进行调理脾胃，同时还要防止过量用药对脾胃造成损伤。

3. 养心调神　神是生命的主宰，神能御气，只有在神的统驭下，人体的正气才能保持和顺调达。因此，养生认为只有保持清静，精神方可得以养藏，强调清静养神而和调正气。具体而言，养神要以清静为本，祛除杂念，神动而不躁，达到精神内守的状态；少思少虑，用神而不耗神，保持神机灵敏的状态，如此则真气从之，精气自然充足，邪气不能侵犯，病无由所生，生机于是繁荣昌盛。能够做到清静养神，而神安则心安，心安则人安，达到健康长寿。

4. 趋避邪气　《素问·金匮真言论篇》认为"八风发邪，以为经风，触五脏，邪气发病"。邪气侵犯人体，必然引动正气抗邪，从而会扰乱脏腑组织功能、耗损人体精气。因此，养生强调应"虚邪贼风，避之有时"（《素问·上古天真论篇》）。中医养生学认为邪气是疾病损正伤身的触发因素，强调避邪安正，通过避免六淫入侵、七情内伤、饮食劳伤、金刃外伤、虫兽灾害等，使正气安和、不受损耗而达到祛病延年的目的。

二、天人相应

人是整个物质世界的一部分，人类生活于自然界，自然界存在着人类赖以生存的必要条件。人的生命活动是遵循自然规律的，人体自身也具有能够使用自然变化规律的能力。天人相应就是要求人们做到与自然的和谐统一，适应自然界的变化，达到避邪防病，延年益寿的养生目的。

1. 人与自然的和谐统一　人的生命活动受到自然环境包括气候环境、昼夜晨昏及地理环境等影响，当自然环境变化剧烈超出人体所能适应的范围，便会产生病理性变化。

（1）季节气候对人体的影响　自然气候的运动变化有一定的规律性。一年有春、夏、秋、冬四季；气候又有风、暑、湿、燥、寒的改变。人体在自然气候变化的影响下，自身也会随之发生生理、病理的改变。在生理上，春夏之时，阳气与温热之气候相应而发泄于外；秋冬之时，阳气与寒冷之气候相应而敛藏于内。在病理上，一些慢性疾病，如风湿性关节炎、肺结核、心脏病等，往往在季节交替或气候剧烈变化时发作或加重。这都说明人体生命活动与自然界息息相关，人必须依据自然的变化来调整自身的阴阳平衡，"春夏养阳，秋冬养阴"使之与外界阴阳变化和谐，才能达到益寿延年的目的。

（2）昼夜晨昏对人体的影响 一日之内随昼夜晨昏的变化，人体的阴阳气血也会进行相应的调节。早晨阳气初生，中午阳气隆盛，人的精力旺盛而投入工作；到夜晚则阳气内敛，是休息睡眠的时候。由于阳气在白昼偏盛且趋于表，夜间偏衰而趋于里，故疾病在一日内也会呈现"旦慧、昼安、夕加、夜甚"的规律。

（3）地区方域对人体的影响 人类外在的生存环境直接影响人体生理功能，地区方域的气候、水土、人文、风俗在一定程度上会影响人体。如江南多湿热，人体腠理多疏松；北方多燥寒，人体腠理多致密。易地居住跨度太大，自然环境突然改变等，均可引起人体不适，不能融入当地的整体环境中，会出现所谓"水土不服"的现象。但经过一段时间后，多数人都能够逐渐适应，从而与当地环境取得通应，表现出符合当地地理的身体甚至心理特点。人欲得长寿，就必须因地制宜，适应居处环境，并施以符合自己居处环境的养生方法。

2. 人与社会的和谐统一 人生活于社会，是社会的组成部分，人能够影响社会，而社会的变化对人也会产生影响，社会对人的影响从人出生时就已存在并发生作用，有时甚至超过自然因素的影响。只有处在和谐繁荣的社会大环境中，才能真正实现提高生命质量、祛病延年的养生目的，养生才有大发展；如果处在动荡不安、朝不保夕的社会环境中，养生的目的首先是保证生命的存在，生命质量的提高已是其次。个体必须与社会取得和谐，融入社会环境，并共同努力，维护和营造良好的社会环境，才能保证生命的正常延续和养生的正常开展。

三、形神并养

形，指人体的肌肉、血脉、筋骨、脏腑等组织器官，是人体生命活动的物质基础。神，是指人的精神、意识和思维活动，是生命活动的全部外在表现。形神于生命的重要性正如《素问·上古天真论篇》所言："形与神俱，而尽终其天年。"形与神的关系，是形态与功能、精神与物质、本质与现象的关系，是相互依存、相互影响、密不可分、协调统一的整体。就人而言，形体健壮，必然精神饱满，生理功能正常；精神旺盛，又能促进形体健康。为了保持思想活动的健康和防止内在情志刺激因素的产生，必须培养乐观的精神，开阔的胸怀，恬静的情绪。中医学认为神是人体生命活动的主宰。

1. 调形以养神 神的物质基础是形，依附于形而存在。在养生的过程中，可以通过多种方法达到调形的目的。比如通过合理饮食补益精血，营养形体，做到《素问·阴阳应象大论篇》中所说的"形不足者，温之以气；精不足者，补之以味"。而营养形体的过程也是调神的过程。还可以通过运动养生，可以使身体气血运行通畅，达到《金匮要略》中所说的"五脏元真通畅，人即安和"。总之，通过保全形体，保证神所依附的物质基础健康、持续存在，对于养神具有重要意义。

2. 养神以调形 神对形起到主宰作用，神为生命之主，人体的活动受到精神、意识、思维的调控。在人体中，起到统帅和协调作用的是心神，心为五脏六腑之大主，只有在心神的统摄调节下，生命活动才能得到正常实现；如果心神不安，心神失养，会直接影响到人体的生命活动，就出现《素问·疏五过论》中所说的"精神内伤，身必败亡"的严重情况。如严重的抑郁症患者常有自杀倾向，有的人付诸实施，甚至丧失了性命。养神重在对心神的调养。提倡心神清静，精神内守，淡泊名利，保持愉快心情。通过欣赏音乐、戏剧、歌舞，或通过阅读、吟诗、园艺、垂钓、琴棋书画等活动来移情易性，培养情趣，陶冶情操，怡养心情。还可以练习气功，通过调身、调息、调心，达到精气神的和谐统一。另外，要注意用神是不能耗神太过。

3. 形神共养 健康的人应当是形神双方都保持着正常的活动，相互依赖，相互为用。健康的形体是精力充沛、思维灵活的物质保证；精力充沛、思维灵活又是形体健康的主要条件。只有做到形神并养，才能做到健康地达到自然寿命。中医养生学认为，养形和养神是密不可分、相辅相成、相得益彰的。形乃神之宅，神乃形之主，无神则形不可活，无形则神无以附，二者相辅相成，不可分离。具体的养生方法和措施，要按四时不同，顺时调养，辨证调养，在日常生活中，要特别注意饮食、起居和运动锻炼，协调一致，如此才能形神合一。

四、辨因施养

影响人体健康的因素有很多，如气候、地域、个体的性别差异、遗传差异、年龄差异、体质差异、心理差异、学识差异、职业差异、气质差异等。因此，中医养生学将辨因施养作为养生的基本原则之一，即要求养生要有针对性，应根据实际情况，具体问题具体分析，找出适合个体的养生保健方法，进行有针对性的养生保健。辨因施养的养生法则强调从三因制宜着手，主动采用适宜的方法做到辨时、辨地、辨人施养，有针对性地施以调节手段，使生命尽量少受不良因素的影响，从而达到祛病延年的目的。

1. 辨时施养 大自然有昼夜晨昏、月相盈仄、四季变换等随时间的规律变化，人受其影响，也有相应的生理变化规律及病理变化特点。人体这种随天时而产生的规律性变化，不论健康人或者病患者，都有所体现。因此，养生要求根据天时的改变而采取相应的措施，即辨时施养的法则。首先要顺应四时，只有人体的内外环境保持一致、平衡协调，才能保证人体生理功能的正常。春夏应夜卧早起，夏季虽然炎热，但也不能厌恶酷暑而不见阳光；秋季宜早卧早起，应和着鸡鸣，冬季宜早卧晚起，等到太阳出来再起，这是因秋冬季节，人体气血趋向于里，对外邪的抵抗力相对降低，故力求趋温避寒，以调节内外环境的平衡。

（1）顺应四时变化 一年四季，自然界有着春温、夏热、秋凉、冬寒的气候变化，生物体受其影响而产生春生、夏长、秋收、冬藏等相应生命变化，人体也不例外，四时变化对人体的影响存在着多元性，应通过主动的调摄顺应四时变化，随时随地与其保持和谐一致。如果违背了这些规律，就有可能产生各种病理变化。从四时发病的角度，四时季节各有不同特点，春夏秋冬气候有异。故除一般疾病外，还有些季节性多发病，如春季多温病、夏季多暑热、秋季多疟疾、冬季多寒湿咳喘等。此外，某些慢性宿疾，也往往在季节变换和节气相交时发作或增剧。例如，心肌梗死、冠心病、气管炎、肺气肿等常在秋末冬初和气候突变时发作，精神分裂症则易在春秋季发作，青光眼好发于冬季等。养生应了解和掌握四时发病的规律，在某一季节到来时，采取积极主动而有针对性的预防保健措施，达到却病养生的目的。

另外，辨时养生还要审时避邪。人体调控自身以适应外环境变化的能力是有一定限度的。在天气剧变、出现反常气候、超出人体调节适应能力的时候，人就容易感邪发病。所以，必须注意审时避邪。

（2）顺应昼夜变化　一日之内随昼夜阴阳进退消长，人的新陈代谢也会发生相应的改变。《灵枢·顺气一日分为四时》说："以一日分为四时，朝则为春，日中为夏，日入为秋，夜半为冬。"虽然昼夜寒温变化的幅度并不如四季变化那样大，但对人体仍有一定影响。人体阳气白天多趋向于表，夜晚多趋向于里。由于人体阳气具有昼夜周期变化规律，故对人体病理变化也有相应影响。因此，应根据昼夜晨昏对人体生理、病理的影响，利用人体的日节律进行养生保健，妥善安排工作、学习和休息，发挥人类的智慧和潜能，提高人体适应自然环境的能力；掌握人体昼夜疾病发生发展的规律，就可以未雨绸缪，加以预防。

2. 辨地施养　不同的地域的地理环境不同，气候、湿度、温差、水质、土壤中所含元素等也不相同，对人的生、长、壮、老及生理、病理等也会产生不同的影响。一般而言，舒适的气候环境造就了人较弱的体质和温顺的性格，恶劣的气候环境造就了人健壮的体魄和强悍的性格。中医认为，中国的地理环境具有"东方生风""南方生热""西方生燥""北方生寒""中央生湿"的特点，相应地，东南方人，体质多瘦弱，腠理偏疏松，易感受风、热、湿、暑之邪，其阴虚内热体质多见；西北方人，形体多壮实，腠理偏致密，易感风、寒、燥邪，其阳虚内寒体质较多见。地域环境还决定生活习俗，也是养生时需要加以适应的。如在湖南、四川、湖北等地的人们，有食辛辣的习俗，就是由于这些地区潮湿多阴雨，食用适量的辣椒、姜之类的辛辣食物，可使腠理开泄以排出汗液、驱除湿气，机体就可适应气压低、湿度大的自然环境。因此，养生要根据所处地域的不同情况，利用良好的地域因素，并采取不同的保健和预防措施，使人体与所在的地理环境相适应。

3. 辨人施养　养生需要根据个人的体质、年龄、性别、职业、生活习惯等具体情况，有针对性地选择相应的养生保健方法。如婴儿、儿童、少年、青年、中年、老年等不同年龄的人，其精神、生理、心理均有各自的特点；即便是同一个人，在健康、生病中、病后，其身体状态亦有差异。男性与女性，在身心两端均存在着一定的差异，女性一般比男性更易因情志伤身。人体禀赋不同而形成各自不同的身体素质和精神性格，养生应根据自己体质的强弱和性格特点，选择适宜的养生方法，有针对性地进行调养。

此外，工作性质不同，所选择的运动项目亦应有差别，如售货员、理发员、厨师等，需要长时间站立工作，易发生下肢静脉曲张，在运动时不要多跑多跳，应仰卧抬腿；经常伏案工作者，要选择一些扩胸、伸腰、仰头的运动项目，又因为用眼较多，还应开展望远活动。对脑力劳动者来说，宜少参加一些使精神紧张的活动，而体力劳动者则应多运动那些在职业劳动中很少活动的部位。

五、动静相宜

动与静，是对事物动态表现形式的高度概括，动与静，不可分割，动是绝对的，静则是相对的，在绝对的运动中包含相对的静止，在相对的静止中又蕴伏着绝对的运动，并以此形成动态平衡。明末清初哲学家王夫之在《思问录》中对此言简意赅地阐发说"太极动而生阳，动之动也；静而生阴，动之静也""静者静动，非不动也"。运动和静养是中国传统养生原则，认为养生需要将运动和静养有机结合起来，形神共养。只有做到动静兼修，才能"形与神俱"，达到养生的目的。

1. 静以养神 神与人体健康有着极为密切的关系，心神为一身的主宰。我国历代养生家十分重视神与人体健康的关系，认为神气得养，可健康长寿。《黄帝内经》从医学角度提出了"恬淡虚无"的摄生防病的思想，突出强调了清静养神和少私寡欲的重要性。然而心神之静，不是提倡饱食终日、无所用心，而是指精神专一、摒除杂念、心无妄用。静以养神的原则，在"静"的大前提下，所包含的养生方法也是多方面的，如少私寡欲、调摄情志、顺应四时、常练静功等。

2. 动以养形 "动"包括劳动和运动。形体的动静状态与精气神的生理功能状态有着密切关系，《吕氏春秋·尽数》说："流水不腐，户枢不蠹，动也，形气亦然……形不动则精不流，精不流则气郁。"静而乏动则易导致精气郁滞、气血凝结，久即患病损寿。《修真秘要》录《真人养生铭》指出"人欲劳于形，百病不能成"，形体的运动可使精气流通，气血畅达，增强抗御病邪的能力，提高生命活力。适当的动不仅能锻炼肌肉、四肢等形体组织，还可增强脾胃的功能，促进食物消化。华佗指出："动摇则谷气得消，血脉流通，病不得生。"脾胃健旺，气血生化之源充足，故健康长寿。当一个人通过努力能够非常好地完成一项运动，常使人产生满足感和欣快感，因此适当的运动还能愉悦心情、增进智慧。中医养生学主张"动以炼形"，并创造了许多行之有效的动形养生方法，如劳动、舞蹈、散步、导引、按摩等，通过活动形体来调和气血、疏通经络、通利九窍、防病健身。

3. 动静适宜 动与静，一阳一阴，相互依存，不可偏废，也不可太过，二者都要适度，从而协调互济。从《黄帝内经》的"不妄作劳"到孙思邈的"养性之道，常欲小劳"，都强调动静要适度，太过和不及都可能导致疾病。日常生活中保持动静的适宜，主要是适劳逸，应劳逸结合，动静适度。否则，"动"之过度，会损耗精气；过度安逸，也会导致气机闭阻，气血瘀滞。宋代程颢、程颐的《二程集·论学》明确指出："动静节宜，所以养生也。"至于动静适宜的具体量度，实践中应通过权衡来决定。一般而言，首先要保证动静兼修，每个人的养生都必须心体互用，劳逸结合，不可偏废，只有这样，才能符合生命运动的客观规律，获得运动可延年、静养可益寿的效果。根据个人年龄、身体体质、锻炼基础、环境条件，以及个人的性格爱好等实际情况选择项目，制订方案，然后坚持。体力强的人可以适当多动，体力较差的人可以少动，皆不得疲劳过度；病情较重、体质较弱的，可以静功为主，配合动功，随着体质的增强，可逐步增加动功的分量；早晨先静后动，以升发阳气，晚上先动后静，以潜藏神气；春夏宜动，秋冬宜静。

六、综合调养

综合调养是针对养生方法的运用而言。中医养生方法丰富多彩，各有所长，养生应该落实在日常生活的各个方面，根据具体的情况不拘一功一法，从起居、动静、药食、针灸、推拿按摩等多种途径、多种方式进行养生实践活动，即根据机体的具体情况，分别采取不完全相同的多种方法进行综合调养。例如：保养正气是养生的一大重点，对保养正气的具体方法，《寿亲养老新书·保养》说："一者少言语，养内气；二者戒色欲，养精气；三者薄滋味，养血气；四者咽津液，养脏气；五者莫嗔怒，养肝气；六者美饮食，养胃气；七者少思虑，养心气。"指出综合运用行为、精神、饮食、气功吐纳等多种方法对机体进行全方位保养，才能达到机体脏腑阴阳气血的平衡协调，有利于防病延寿。

　　需要注意的是，在养生的过程中并不是需要用到每一种养生方法。养生方法的运用一定要符合机体的具体需求，要做到调养适度。过度的保养对机体健康会有损伤。例如，怀孕的妇女最需要保持心情舒畅、合理营养、注意休息、适度运动、慎避外邪以及跌仆闪挫等，如果单纯从调养的角度一味强调增加针灸、药物等调养方法，对孕妇来说就没有必要，反而会带来不良后果。在养生的过程中还要注意不能调养过度，过犹不及。例如，运动在养生中是必不可少的一种方法，适度的运动有利于增加人体的新陈代谢，有利于保持气血运行通畅，有利于机体健康；但是过度运动会使机体处于超负荷状态，消耗大于供给，使新陈代谢失调，虽然主观愿望是养生保健，但是结果往往事与愿违。所以，综合调养主张动静结合、劳逸适度、形神共养、有补有泻，以达到养生的目的。

三 拓展阅读

老年人的养生方法

　　1. 补肾益精，养生关键　肾阳虚的老人，可服金匮肾气丸、右归丸等温补肾阳，肾阴虚的老人可服六味地黄丸、左归丸等养阴补肾。此外，还可选用一些补肾的食疗方如枸杞子粥、韭菜炒虾仁，以药膳养生。

　　2. 适度运动，行气活血　适当运动锻炼可保持和增强机体功能，使气血运行流畅。老年人健身运动需掌握适宜的运动强度和运动方式，如太极拳、易筋经、体操、步行。

　　3. 合理伙食，健脾和胃　以均衡营养、平衡膳食为原则，重视食物性味与自身体质和五脏的关系，注意饮食禁忌，忌暴饮暴食、忌冷食、冷饮、忌口味太重，食品总忌硬、忌陈、忌饮浓茶、忌贪杯醉酒。

　　4. 心理调节，保持愉悦　老年人要精神愉悦，乐观开朗，保持与周围环境的不断接触和年轻的心态，用探索、求知的眼光察看世界，用探索、求知的心灵体悟人生。

本章小结

　　1. 本章主要讲了养生的基本概念、养生的特点、养生观及养生的基本原则。

　　2. 中医养生观主要指生命观、寿夭观、健康观、养护观等基本观念。生命观是对生命存在性质、生命活动特点、面对生死的态度等问题的基本认识和看法；寿夭观是对人体生命全过程中的天年、寿夭、衰老等现象及其规律的认识；健康观是对健康状态的认识和对如何维持和促进健康的综合认识；养护观强调"治未病"，认为预防疾病的发生是保持健康、延年益寿至关重要的环节。

　　3. 中医养生应遵循正气为本、天人相应、形神共养、辨因施养、动静相宜、综合调养等基本养生原则。

? 思考题

1. 养生的概念? 何为中医养生?
2. 养生的基本观念有哪些?
3. 健康人的生理特征具体包含哪些?
4. 预防疾病应该做到哪三点?
5. 养生的基本原则包括哪些?

（杨春花）

第二章　健康的四大基石

📖 **知识目标**

1. **掌握**　睡眠的影响因素；制定运动方案的要素；保持健康心态的方法；合理膳食的概念及中国居民膳食指南（2016版）要点。
2. **熟悉**　睡眠、运动的作用；健康心态的作用；中国居民膳食宝塔及应用。
3. **了解**　睡眠的机制；运动养生的发展历程；心态的含义；顺时养生。

📝 **能力目标**

1. 能够建立良好的睡眠习惯；制订合理的运动方案。
2. 能够保持健康的心态；根据中国居民膳食指南和膳食宝塔，进行合理搭配食物。
3. 能够帮助他人改善睡眠；长期坚持执行运动方案；帮助他人改善心态；根据人、时、地，合理选择养生方法。

第一节　睡眠与养生

扫码"学一学"

👉 **案例讨论**

案例：卡卡，女，24岁，经常熬夜。9月1日晚上，和朋友聚餐后回家，和往常一样，玩手机到凌晨1点半睡觉。2日上午10点被吵醒翻身起床时，突然感觉后脑勺针扎一样疼痛，伴随着后脑勺一阵暖意，送至医院，CT扫描显示颅内多处出血，脑动脉破裂，医生直接下了病危通知书。好在就医及时，最终挽救回来。

问题：1. 卡卡为什么突然病危？

　　　　2. 日常生活中应养成怎样的睡眠习惯？

睡眠是人体极为平常的现象，是人体生理需要，占据人一生约三分之一的时间。老百姓常讲："药补不如食补，食补不如觉补。"睡眠的目的在于调整阴阳平衡而达到对生命的涵养和储备。《素问·上古天真论篇》就提出来"法于阴阳，和于术数，食饮有节，起居有常，不妄作劳"的养生原则，其中的"起居有常"就是顺应昼夜阴阳节律，建立正常的睡眠规律，养成良好的睡眠习惯，为健康长寿打下坚实的基础。

一、睡眠

睡眠-觉醒的昼夜节律，其实是一种生理韵律，反映着人体的生命活动周期性与节律性，同时也是人体生物周期性与自然界阴阳周期性的契合方式与途径，与自然界昼夜周期同步。自然阴阳周期性通过人体睡眠活动影响人体的周期性和人体阴阳的盛衰更替。《素问·四气调神大论篇》从人源于天地角度说这是"以从其根"，即睡眠与觉醒的形成，是人体的阴阳与自然界的阴阳相互通应的结果。人体的阴阳盛衰随自然界的变化而变化。睡眠的机制在《灵枢·口问》中得到进一步阐述："阳气尽，阴气盛，则目瞑；阴气尽而阳气盛，则寤矣。"即当阳气衰，阴气盛时人就会入睡，阴气尽，阳气盛时则觉醒。

人体通过睡眠调整和恢复脏腑气血之间的平衡，睡眠是人体神、气、血、津液调整，恢复阴阳平衡的天然补泻手段。睡眠好，则阴阳调和，脑神安宁，气血畅通，脏腑气血阴阳各司其职，气血运行于脏腑经脉之间各按其时，各守其序，人体形神才会安康；睡眠紊乱，则脑神不得安宁，神乱则气血失调，气血运行逆乱，则容易生病。清代医家李渔曾指出："养生之诀，当以睡眠居先。睡能还精，睡能养气，睡能健脾益胃，睡能坚骨强筋。"睡眠的作用从现代医学角度可以概括如下。

1. 消除疲劳、恢复体力　睡眠时，体温、心率、血压均有所下降，内分泌减少，代谢速率降低。另外，睡眠期间，胃肠道等脏器合成人体所需能量物质，使体力得到恢复。

2. 保护大脑、恢复智力　睡眠状态下大脑耗氧量大大减少，大脑得以休息。充足的睡眠可以保证精力充沛，思维敏捷，从而提高工作效率。睡眠不足表现为精神萎靡，注意力涣散，记忆减退等。所以睡眠有保护大脑，恢复智力的作用。

3. 增强身体免疫力　睡眠时身体能产生更多的抗体，抵抗侵入的各种抗原，同时组织器官自我恢复加快。睡眠也常作为一种治疗手段，帮助身体康复。

4. 促进生长发育　婴幼儿和儿童的睡眠时间比成人长很多，这是因为在睡眠状态下，婴幼儿和儿童生长速度加快。大脑的发育和身高的增长都需要充足的睡眠。

5. 益于美容　在睡眠过程中，皮肤毛细血管循环增多，其分泌和清除过程增强，促进了皮肤的再生。充足的睡眠可以使皮肤光滑润泽，眼睛明亮有神。而长期睡眠不足会导致面容憔悴，毛发枯槁。

二、影响因素

历代医家、养生家都非常重视睡眠养生法。清代名医叶天士在《叶选医衡·卷下》中指出："调寝食在医药之先。即圣人治未病之说，夫色声既受，非安谷不能生精与气，非安枕不能养血与神。"即如果身体出现不适，应该先调节饮食和睡眠，不能改善再看医生吃药。这也是中医学的治未病思想，只有健康的饮食水谷才能化生精和气，只有良好的睡眠才能养血调神。古代睡眠养生术在中医天人合一、顺应阴阳、脏腑学说等理论指导下，提出对睡眠时间、环境、饮食、姿势的具体要求，尤其对有关睡前求静、睡心而制订的许多具体方法的要求，对导入良好睡眠，维持熟睡状态，保持身心健康至今仍具有推广应用价值。

1. 睡前养心安神　宋代蔡季通在《睡诀》中说道："睡侧而屈，觉正而伸，早晚以时。先睡心，后睡眼。"邵雍曰："寤则神栖于目，寐则神栖于心，且神统于心。"这些说法都是认为睡前以清心为要，睡觉前一定要专心思睡，让情绪稳定，身心安适，再上床闭眼入睡。

睡前情绪宜稳定，忌七情（喜、怒、忧、思、悲、恐、惊）过极，不宜读书思虑，也不可剧烈运动。睡前应减慢呼吸节奏，可以适当静坐、散步，看慢节奏的电视，听低缓的音乐等，使身体逐渐入静。中医认为：静则生阴，阴盛则寐。最好能躺在床上做几分钟静气功，使精神内守，这样入睡更快，睡眠也更深更沉。

2. 注意睡前饮食　《素问·逆调论》曰："胃不和则卧不安"。为了保证良好的睡眠，应当注意睡前饮食，若睡前多饮多食，脘腹胀满，转侧反复，必然影响正常睡眠；因此在睡眠前应勿食过饱。且应进食清淡而易消化食物。如果睡前肥甘油腻之品吃得太多，容易滋生湿浊痰热，会扰动心神，进而影响正常睡眠。

另外，茶、咖啡、可乐等均含咖啡因，过量饮用会影响睡眠，睡前4小时应尽量避免。

3. 顺应四季变化　《素问·四气调神大论》中详细记载了适应自然界变化而调整睡眠时间的具体方法：春天宜晚卧早起，起床后宜在室外悠然自得、无拘无束地散步，以顺应阳气升发、万物生机蓬勃的自然景象；夏季阳气旺盛，万物生长茂盛，应晚睡早起，以应夏日的阳长之气；秋季，阴气渐盛，阳气渐收，万物结实，应早睡早起，以应秋天收敛之气；冬季，阴气盛极，万物闭藏，应早睡晚起，以避寒就温，顺应冬天潜藏之气。四个季节里气候各有特点，但它们又是一个不可分割的整体，是一个连续变化的过程。没有生、长，就无所谓收、藏，也就没有第二年的再生、长。正因为有了寒、热、温、凉，生、长、收、藏的消长进退变化，才有了生命的正常发育和成长，这就是自然界的运行规律。因此，中医主张一年四季睡眠起居要与四时生长化收藏规律相应，春夏两季宜早起晚睡，以每日睡眠5~7小时为宜；秋季宜早睡早起，以每日睡眠7~8小时为宜；冬季宜早睡晚起，以每日睡眠8~9小时为宜。

4. 子午觉　古人提倡睡眠养生应坚持子午觉，即是每天于子时、午时入睡。一天之中，子为夜半的23~1点，午时为日中的11~13点，子为阳之始，午为阴之始。子午含有阳极生阴，阴极生阳的意义，是阴阳转化的起点与界线。子午之时，阴阳交接，极盛及衰，体内气血阴阳极不平衡，必欲静卧，以候气复，从而使体内阴阳交接，与天地相通应。子午之时，也是经气"合阴"和"合阳"之时，此时睡眠有益养阴及养阳。午时是"合阳"之时，人体要小寐、"入静"，使身体得以平衡过渡。午睡对人体很有益处，所处环境气候越热，午睡对人的益处就越大。午睡以"午时"之前入睡为宜。子时，为昼夜之中阴气最重之时，此时安眠极易养阴，睡眠效果、睡眠质量都是最好的。

5. 卧具选择宜忌　卧具包括床铺、枕头、被褥、睡衣等。

（1）床铺　高低应以略高于就寝者膝盖水平为好，软硬程度适中，太软会使睡姿不正，进而导致肌肉僵硬和背部问题。

（2）枕头　一般认为高血压、颈椎病及脊椎不正的患者不宜使用高枕，肺病、心脏病、哮喘病患者不宜使用低枕。枕头以稍长能够保持头部睡眠翻身后的位置为宜；枕芯应选质地松软之物，软硬适度。仰卧时，枕头应放在头肩之间的项部，使颈椎生理前凸得以维持。侧卧时，枕头应放置于头下，使颈椎与整个脊柱保持水平位置。还可依据个体和环境情况选择药枕，如阴虚火旺体质宜选绿豆枕、黑豆枕；阳亢体质宜选夏枯草枕、蚕砂枕；耳鸣耳聋患者可选磁石枕；目暗目花患者可选菊花枕、茶叶枕和决明子等"明目枕"；神经衰弱者、心脏病患者可选琥珀枕、柏子仁枕等。

（3）被子　宜柔软，宜轻不宜重。可选细麻布、细棉布、棉纱等，使用时间不超过2年。褥宜软而厚，一般以10 cm厚棉垫为佳，随天气冷暖变化加减。

（4）睡衣　以舒适、宽长、吸汗、遮风为选择原则。

6. 卧位与姿势　根据四时季节"春夏养阳，秋冬养阴"而采用不同的方位。如《千金要方·道林养性》说："凡人卧，春夏向东，秋冬向西。"应注意的是，中医认为北方属水，为阴中之阴位，主冬主寒。若头朝北而卧，恐北首阴寒之气直伤人体元阳，损害元神之府。一般主张睡眠时头的朝向宜东西方向。卧姿一般主张右侧卧，因为右侧卧首先可使心脏受压少，可减轻心脏负荷；其次，右侧卧时肝的位置相对最低，肝藏血最多，有利食物的消化和营养物质的代谢；再次，右侧卧时胃及十二指肠的出口均在下方，利于胃肠内容物的排空。

7. 睡眠环境与禁忌　睡眠环境总的要求是恬淡宁静、光线幽暗、空气新鲜和温湿度适宜。

睡眠禁忌一般分为睡前、睡中和醒后禁忌。睡前不宜饱食或饥饿，不宜大量饮水及浓茶、咖啡等饮料；忌七情过极、读书思虑，大喜大怒则神不守舍；亦不可剧烈运动，以免影响入睡；睡中寝卧忌当风，对炉火，对灯光，卧忌言语哼唱；醒后忌恋床不起，嗔恚，恼怒。

拓展阅读

失眠的自我防治

1. 心理疏导　培养对生活的乐观情绪，安排好日间的活动，睡前自我暗示法放松心情，不让恼怒等杂念烦扰，以免肌肉紧张或大脑活动频繁，不能入睡。要克服失眠的恐惧，但也不要勉强睡眠。可听一些轻柔的音乐或与家人倾谈，减轻心中思虑，便容易入睡。

2. 体育锻炼　适度的体育锻炼可使大脑得到更多新鲜血液，有助于增强交感、副交感神经的功能稳定性。一般在睡前2小时左右可选择一些适宜项目进行锻炼，以身体发热微汗出为度。

3. 食物益眠　可选择服用有益睡眠的食物，如蜂蜜、桂圆、牛奶、大枣等，还可配合药膳保健。

4. 气功练习　睡前摆卧功姿势，然后行放松功，要求调节呼吸，全身放松，排除杂念，可以帮助入睡。

5. 按摩助眠　可以按摩一些穴位，如按揉双侧内关穴、神门穴、足三里穴及三阴交穴，左右手掌心交替揉搓对侧涌泉穴等都有助于安眠。

扫码"学一学"

第二节　运动与养生

 案例讨论

案例：法国19世纪的伟大作家雨果（1802～1885），在1841年，年近40时，不幸患了心脏病，被病魔折磨得脸色铁青，肢体水肿，走路气喘吁吁，无法提笔创作。不少人为他惋惜地说："这颗巨星将要陨落了。"但雨果听从医生的指导进行运动锻炼，每天早晨外出散步，做操；身体稍好后，又加大运动量，进行跑步，游泳，爬山等。后来雨果的病情逐渐好转，体质增强了，又获得了充沛的精力，创作了许多如《悲惨世界》这样震撼文坛的作品。直到84岁高龄，雨果才逝世。

问题：1. 是什么让雨果从一个心脏病患者变成了长寿者？

2. 应该如何进行运动锻炼？

一、运动

"生命在于运动"是全世界的至理名言。运动是生命重要的表现和标志，反过来又促进生命活动。中医医学典籍中以"流水不腐，户枢不蠹"作喻来倡导运动养生，即流动不息的水流才会清澈，经常转动的门轴才不会被腐蚀，而人体通过运动才能保持旺盛的活力。我国是世界上首先发展运动养生的国家之一，早在先秦时期，诸子百家在探讨自然规律及生命奥秘的过程中，就提出导引健身的养生观点，即是主张通过身体运动来养生。成书于汉朝的《黄帝内经》明确提出了导引、按跷的养生方法。华佗根据虎、鹿、熊、猿、鸟五种动物动作编创的导引法——五禽戏，发展成为一套完整连贯的医疗保健操并留传至今。唐代医家孙思邈在《千金翼方》中指出："人欲劳其形，百病不能成。"通过运动保健，可以提高人体防病抗病能力。宋元时期，"动以养生"的运动养生理论明显得到发展，此时导引术方面创编了"八段锦"。当时对这些方法的效果十分肯定，并大力倡导。明清时期提倡导引武术健身，导引养生更加系统科学，此时创编的太极拳，以其独特的风格流传于国内外，在养生中发挥了重大作用。

2007年美国运动医学会正式提出"运动是良医"（EIM），这是一项解决全球公共卫生问题的健康促进行动。EIM提出将体力活动水平作为一项基本生命体征，纳入医生问诊的内容体系中。EIM已成为一项全球性的公共卫生实践。在2009年世界卫生组织公共卫生调查的结论是21世纪最大的公共卫生问题是人的体力活动不足。

人类的健康长寿根据世界卫生组织界定，60%依靠自身建立的生活方式和心理行为习惯，40%是遗传因素和客观条件。运动作为生活方式的重要内容，是维护健康最有效、最有益的办法，对人类健康起着独特的支撑作用。运动对身心健康的益处表现有以下几方面。

1. 促进脑的健康 运动能增加脑细胞的供氧量，促进大脑的新陈代谢，从而减轻疲劳。另一方面，通过不同运动的交替更换，大脑不同的区域得到轮流兴奋和休息，从而达到转换调整作用。医学研究认为，手指是"第二大脑"，手指与大脑相连的神经较多，通过锻炼运动手指，可以有效地刺激大脑，使脑细胞的新陈代谢加快，而达到健脑益智的目的。

2. 调节心理健康 运动能使人有效调节紧张情绪，缓解心理上的紧张压力，形成稳定的心理状态，运动有利于形成好的个性心理品质。当人们适度慢跑后，都会感到发自内心的舒畅和愉悦感，这是因为运动时人的大脑分泌内啡肽，它是抗忧郁和抗癌的激素，能够一定程度上预防和治疗忧郁。

3. 减少骨量丢失 有氧运动可以增加骨骼的密度、防止钙流失；负重练习有助于保持骨密度。经常参加健身活动可以降低年老时患髋部骨折的危险。但从练习强度对骨量影响来看，高强度、超负锻炼可使骨密度下降。

4. 减肥 有氧运动是保持理想体重的健康有效方式，保持良好的体重控制是身体健康的根本。因为运动作用于神经内分泌系统，可以改善脂肪代谢的调节，促进脂肪分解，减少合成。通过加强自身锻炼，提高体力活动水平，可以保持身体成分机能水平的相对稳定性，降低心血管系统疾病致病危险性。运动减肥不止对身体有好处而且对心理方面也有益。通过运动训练和营养调配来改变身体的组成，发展为良好的体态、给人良好的印象，提升社交能力、改善人际关系，建立自信使自己更具有价值感。

5. 提高睡眠质量 随着社会竞争日趋激烈，人们工作生活节奏不断加快，睡眠质量问题已成为世界性的健康问题。研究表明，每周 2~3 次的有氧健身操锻炼 3 个月后，运动者无论从入睡时间、睡眠效果以及药物性依赖等方面均有很大程度的改变。反应在入睡时间短，睡眠效率提高，安眠药物的使用减少。人体达到松、静、自然的放松状态，加快入睡时间，促进深度睡眠、逐渐缓解疲劳，从而使睡眠进入一个良性循环。

6. 预防癌症 癌症，亦称为恶性肿瘤，是严重危害人类健康的常见病。经常参加体育锻炼、能促进新陈代谢，加强消化吸收，有利于增强体能，而体能的提高正是抗癌防病的关键。许多专家认为，癌症发病率的升高，既与水和食物中致癌的化学物质有关，也受不良生活方式影响。避免致癌物质，养成良好的生活方式，坚持科学的体育锻炼，是预防癌症、健康长寿的关键。

7. 抗衰老 随着年龄的增长，人体的生理机能都会有不同程度的衰老下降。生理机能的下降会让人体的健康状态慢慢地恶化。从另一个角度看，随着年龄的增长，健康状态的恶化与身体活动量的减少两者相互作用，也可加快人体衰老。人体在运动过程中呼吸加深，会吸进更多的氧气，排出更多的二氧化碳，有氧耐力增加，呼吸能力改善，使呼吸肌更有效率，适应能力增强。总之，持之以恒的运动对延缓衰老、维持身体健康具有重要意义。

8. 延长寿命 运动锻炼会增强体内营养物质的消化，使整个机体的代谢增强，从而提高食欲。另外，运动锻炼还会促进胃肠蠕动和消化液分泌，改善肝脏、胰腺的功能，使整个消化功能得到提高，为人们的健康长寿提供良好的物质保证。另外，运动能够提高机能水平、提高免疫能力、减少疾病、使人身心愉快、提高工作效率，延年益寿。

运动锻炼无论对于健康人，还是患者都是至关重要的。研究证明，经常运动可预防和控制高血压、糖尿病等疾病，特别是有组织、有成效的运动有助于改变人的精神面貌、克服无所作为的心理，增强战胜疾病的信心。科学而适宜的运动可以使我们拥有更柔韧的骨架、更强壮的脏器、更年轻的大脑和更饱满的情绪，使我们生活得健康、美丽、幸福、长寿。

二、注意事项

运动锻炼是强身防病的重要手段。近几十年来，随着养生运动的风起云涌，全球出现各种各样的运动形式。在选择运动的方式时应该结合自身的特点，顺应养生的旨意，顺应自然规律，持之以恒，从而达到延年益寿，防病治病的目的。那么，如何制订一套合理的运动方案呢？

1. 因人制宜 依据个体特点，科学地选择运动的形式，把握运动的时机与量度，在锻炼过程中找到适合自己的运动负荷，包括运动速度、重复次数、时间、动作幅度、肌肉用力等因素，是运动方案制定的重点和难点。

2. 选择好时机 根据运动生理学的研究，人体活动受"生物钟"的控制。按自身"生物钟"的规律来安排运动时间则对健康更为有利。

早晨空气新鲜，精神饱满，是锻炼身体的最好时间。下午是强化体力的好时机。晚上运动有助于睡眠，但必须在睡眠前 3~4 小时进行，强度不宜过大，否则会导致失眠。刚进餐后，不宜马上进行活动，应休息 1~2 小时后，才适宜锻炼。

3. 选择有利场地 由于运动时通过呼吸从外界摄入大量的新鲜氧气，以满足健康的需求，所以运动场地以平坦开阔、空气清新的公园、体育场等为首选。

4. 顺应四季变化　养生的奥妙在于认识和掌握自然界的规律，顺应自然界的四时气候变化，善于掌握人体与自然环境的统一性，并积极主动地顺应自然界四时气候变化规律以避害就利，达到益寿延年的目的。

春天应加强锻炼，注意保持心情愉快，取己所好，尽量多活动，以适应春季阳气升发之性，符合"春夏养阳"的要求。夏天由于气温高，湿度大，运动最好在清晨或傍晚较凉爽时进行，锻炼项目以散步、慢跑、太极拳、广播操、游泳等为好，夏天不宜做过分剧烈的运动，以免大汗淋漓，损伤阳气。金秋时节，天高气爽，是运动锻炼的好时节，野外锻炼可选择旅游登高，练导引功，呼吸操，健鼻功等，使阴精阳气都处在收敛内养状态，有保肺强身之功效。冬天虽寒，但仍要持之以恒进行自身锻炼。俗话说："冬天动一动，少闹一场病，冬天懒一懒，多喝药一碗。"可以选择室内锻炼，使气血经脉通畅，增强体质，为下一年身体健康打下坚实的基础。主张适量进行小强度缓和的运动。

5. 不同年龄　青年时期气血渐盛，肾气旺盛，机体发育渐趋成熟，抵抗力强，不易感邪致病，可以进行剧烈的运动，如跑步，打球等。中年时期选择练习八段锦、太极拳等稍缓慢柔和的运动项目。老年人肾气亏虚，气血运行不畅，因此在运动养生的同时，可以辅助药物、食物进行养生保健。

6. 不同性别　男女有别，由于男女在形态结构、生理功能、物质代谢及遗传等方面的差异，形成了男女不同的体制特征。女性的养生保健应围绕"阳明脉衰"这一环节展开，养生宜从充养阳明经脉入手，以调理脾胃，畅达中焦枢纽气机为原则。因此在女性养生中可以选取柔和的太极拳，八段锦，瑜伽，散步等动作比较和缓的运动。男性则可以选择跑步、游泳、体育健身、登山等力量型的活动，养成良好的生活习惯，戒除烟、酒等不良嗜好。

要养成一种定时定量良好的运动习惯，持之以恒，坚持每日运动 15～30 分钟，至少每周运动 3～4 次，让适宜的运动生活融入你的"生物钟"内，与生命节拍一起跳动。

运动锻炼是否有效关键在于能否坚持、不论何种锻炼，只要能持之以恒，都会收到好的效果，同样，运动的效果与掌握运动的量也有一定的关系，过量运动可能适得其反，而运动量不足则达不到锻炼的目的。如何掌握运动适度，取决于个人不同的特质，要靠自己在实际锻炼中摸索、体会，总之以身体不疲劳，精神愉快为上。

> **■■ 拓展阅读**
>
> ### 常做几个小动作促进健康
>
> **1. 睡醒坐起时，在床上做伸展运动**　把枕头垫在背后，两手向后伸直并伸展身体做伸懒腰动作，然后自然双手上举、放平，并尽力向后扩展，接着反复深呼吸数次。可以激活肺细胞，从而促进血液循环，供给心脑系统足够的氧气和血液，以保持头脑清醒。
>
> **2. 如厕时，坐在马桶上做叩齿运动**　合拢嘴唇，轻叩牙齿数次。可使牙周膜内血管扩张，改善局部血液循环而固定牙床。同时可使口腔唾液分泌增多，有助消化。
>
> **3. 刷牙时，站着做提肛运动**　吸气时提肛、收腹，呼气时缓慢放松肛门，连做 20～30 次。提肛运动可使中气提升，强壮脏腑，调节气血阴阳，促进肠道蠕动，可预防痔疮、便秘的发生。

4. 学习办公时，适时就地做拍打运动 久坐时，抽空拍打身体和手掌。拍打是一种很好的自我按摩，可以振动身体内部的经络与器官，使之放松而避免由于肢体僵硬和麻木造成的颈椎和腰椎病。

扫码"学一学"

第三节　心态与养生

案例讨论

案例：《东周列国志》第七十二回说，楚怀王欲废长立幼，听信奸臣费无极之言，杀害了伍员的父亲伍奢和兄长伍尚。伍员悲痛欲绝，故欲借兵于吴国，以报父兄之仇。为逃避楚军的追捕，一路如惊弓之鸟，历尽千辛万苦，辗转于宋、郑、陈等国。这天，来到吴楚交界的险要关口——昭关，当探知楚将蓬越引重兵把守昭关，并画形图影正在抓捕他，自知一时不能过关，故心急如焚。正在无计可施之时，偶遇民间医生东皋公，东皋公同情伍员的遭遇，决定设计帮他过关。几天来，伍员住在东皋公的家中听候消息，整天唉声叹气，如坐针毡，自觉度日如年，一时间急得须发皆白。

问题：1. 伍员为什么一时间须发皆白？

2. 日常生活中应如何处理忧愁、烦恼等不良情绪？

中医认为"怒伤肝，喜伤心，思伤脾，忧伤肺，恐伤肾"。不良心态是健康长寿的大敌，如悲哀、仇恨、焦虑、忧愁、烦恼、嫉妒、消沉等。长期生活在这种心态下，精神会受压抑，心情不舒畅，心理失衡，进而导致生理失衡，免疫力下降。这时，肿瘤、冠心病、糖尿病都可能侵入。对百岁老人的调查结果表明长寿的老人个个心胸开阔，善良随和。心态平衡比任何长寿秘方都管用，且超过一切保障作用的总和。

一、心态

心态是一个人对自己、对他人、对社会的看法，是对工作、对家庭所持的态度。一位哲人曾说："你的心态就是你真正的主人，要么你去驾驭生命，要么生命驾驭你，你的心态决定谁是坐骑，谁是骑士。"因为心态改变，行为随之改变；行为改变，习惯随之改变；习惯改变，性格随之改变；性格改变，品德随之改变；品德改变，命运随之改变；命运改变，人生随之改变。

健康的人生必须有健康的心态保证。关于健康心态的标准，综合国内外学者的观点，应该具有以下几方面的内容。

1. 能正视现实 心态健康的人能和客观现实基本维持一致；用切实的方法去处理生活中的多种问题；既有高于现实的理想，又不沉迷于过多的幻想；凭理智办事，听从一切合理的建议。

2. 有正确的自我认识 具有自知之明。自尊、自重、自爱，独立自主，既不妄自尊大，好高骛远，也不妄自菲薄，自轻自贱，在求学、谋职或就业等方面能做出正确抉择，增加成功的机会。

3. 能保持和谐的人际关系　心态健康的人乐于和别人交往，既能对别人施予感情，也能欣赏并接受别人的感情，能和他人同心协力地合作共事。

4. 能保持开朗的心境　心态健康的人能排除心理障碍，情绪稳定、乐观、充满活力，对未来满怀希望，遇着烦恼自行解脱。

5. 能尽最大的努力发挥自己的聪明才智　心态健康的人往往能靠勤奋和智慧取得成就，获得喜悦。对于他们来说，学习和工作不是负担而是乐趣。

二、健康心态的作用

在正常情况下，七情活动对机体生理功能起着协调作用，但若七情太过，超过人体自身调节的范围，会使脏腑气血功能紊乱，而导致疾病。七情中愤怒致病较重，《东医宝鉴·内景篇》说："七情伤人，惟怒为甚，盖怒则肝木克脾土，脾伤则四脏俱伤矣。"怒多伤肝，肝失疏泄，气机升降逆乱，进而导致其他脏腑功能失调。所以我们一再讲不要轻易地生气，不要轻易地发火，这是非常伤身体的。惊恐致病较为难治，惊恐多自外来，在思想无准备的情况下，突然大惊卒恐，如视怪物、闻奇声、遇险境等，使人惊骇不已，多伤心肾。忧、思、悲的情志刺激以刺激时间长为致病条件，持续不良的心境，积久而成疾。比如林黛玉，长期的忧虑过度，忧伤肺，最后肺病而死。

《内经》云："恬淡虚无，真气从之，精神内守，病安从来？"简单恬淡随性乐观的心态使人免受繁杂事物的干扰，从而拥有健康身体。现代医学研究表明人的心情变化会影响皮肤健康情况。心情愉悦时，大脑内神经调节物质乙酰胆碱分泌增加，皮下血管扩张，皮肤血流通畅，使人容光焕发。过度紧张，或心情低落时，体内儿茶酚胺分泌过多，是动脉小血管收缩，皮下血液减少，使面色苍白或蜡黄。长期抑郁烦闷，上皮细胞汇合成过多的黑色素，沉积在皮肤表面，使皮肤变得晦暗无光泽，甚至形成黄褐斑。发怒时皮脂腺分泌增多，懊悔时皮脂腺闭塞，导致皮肤发炎，进而形成皮脂腺囊肿和痤疮。当人的心情愉快时，脉搏血压、消化液的分泌及代谢都处于平稳的相互协调的状态，即"阴平阳秘"。另外，乐观的人体内抗体（免疫球蛋白 A）明显高于多愁善感的人。乐观的情绪能充分调动机体神经、内分泌、心血管系统的功能，增强机体抵抗力。

三、保持健康心态的方法

1. 遇事冷静，不激动　越是遇到突变，越需要平静心态、理智对待，这样才能客观地看待事情，探察到弦外之音。人生气时，血压升高，心跳加快，容易导致气血瘀滞，为疾病种下祸根。心理保健专家曾说："最好的医生是自己，保持良好的心态是最成功的保健。"

2. 想得开，会宣泄，宽容　人生一辈子，会遇到各种各样的事情，有悲有喜，有忧有愁，甚至有诬陷，有牢狱之苦。处在逆境中，容易悲伤痛苦，情绪低落。时过境迁，还对过去的事耿耿于怀，不能自拔。这些不良情绪，都不利于养生。为了尽快从打击和压力下解脱出来，可以向知心朋友、心理医生倾诉内心的痛苦烦恼，排解心中的不平，心气和顺了，气机舒畅了，也就不会计较身外之物了。一人愁，两人分担，一人乐，两人分享。或者选择适当的场合呼喊或痛哭一场，将不良情绪引向平静而清醒的彼岸。紧张压抑的情况下，可以进行深呼吸，做全身放松活动。心要放宽，没有过不去的"火焰山"，包容一切，避免烦闷在心，造成肝郁气滞而致病。

宽容别人，能够让自己保持心情舒畅，轻松、快乐。宽容自己，也会将自己心中的烦恼和怒火化作和风细雨，轻松愉快地度过每一天。宽容是调节心理情绪的润滑剂，宽容是走出心理困境的阶梯。如果能够在"官"念、"钱"途、红尘和物欲中对自己多一些宽容，就能够让困境和窘迫转化为轻松和自然，摆脱烦恼，让精神得到充分放松，从而赢得身心的健康。有了海阔天空的心境和虚怀若谷的胸怀，就能够自信达观地面对生活中的种种困难和逆境。要将世间千般烦恼和万种忧愁当作过眼烟云，不要被那些虚名功利所束缚，不要为荣辱得失所累，这样就能将自己从思想的牢笼中解脱出来。如果一味地苛求自己，势必会引起心理的紧张，从而诱发一系列心理疾病和机体的不良反应，如血压升高、心跳加快、消化液分泌减少、胃肠功能紊乱等，并可伴有头昏脑涨、失眠多梦、乏力倦怠、心烦意乱等症状。

3. 有所寄托，寻找乐趣　人生总要有所追求和寄托，使生命有意义，让自己有奔头，有乐趣。每个人都应该培养自己的爱好，比如琴棋书画、吹拉弹唱、打球游泳、养鸟种花、集邮剪报等，从中找到无限乐趣。其次，祖国的大好河山、风景名胜、人文古迹也是寻求乐趣的源泉之一。再次，努力构建充满关爱、和谐、温馨的和睦家庭，在家庭生活中享受美好幸福生活，感受乐趣。正所谓："有家看似平淡淡，没家顷刻凄惨惨；外面世界无限好，不如家里乐欢欢。"另外，读书可以让我们寻找到更多的乐趣，书中蕴藏着的智慧、经验和趣事，有的可以帮助我们找到感情的共鸣，有的让我们拥有眼界开阔、知识增长的获得感。

4. 常存爱心、忘掉怨恨　善良是心理养生的营养素。孔子曾说："要以德养生。"赐予别人爱的同时，自己的心灵也得到净化和洗礼。向弱者施以爱心，会形成良好的社会环境，反过来也给自己带来欣慰，感到自身存在的价值。常存爱心表现为：关心他人，处处与人为善；同情他人，以他人之乐为乐；帮助他人，特别是老弱病残。济人之危，帮人之困，可以增强我们的自信感，获得心理满足，有助于增强人的免疫功能。

另一方面，怨恨、嫉妒，对自身的安宁十分不利，会使心态失衡，导致神经亢进或紧张，进而造成生理失衡，从而影响身体健康。宽厚待人，容纳非议，是事业成功、家庭美满的重要基础；斤斤计较，患得患失，活的不仅累且不快乐。

5. 淡泊名利　淡泊是心理养生的"免疫剂"。孟子主张"寡欲"，这是几千年的遗训。如果眼睛只盯着发财，想要大房子，想开好车子，吃饭下馆子，欲望太高，物质要求太强，心理落差就越大，久而久之就容易造成人体阴阳失衡、气血不调而生病。因此，要经常与家人、朋友、同事交流，正确分析和看待这些问题，学会知足常乐，顺其自然。心平气和了，病则无以生之。上进心不可无，好胜心不可有。有些人争强好胜，总是要比别人高，比别人低了就不服气，迫使自己经常处于紧张状态。目的达不到时，就会灰心丧气，甚至精神失常。有些人不能吃亏，得到了就沾沾自喜，失去了就坐卧不安。这种自私贪欲，对别人和自己都不利。重则贪污行贿，走上犯罪道路。"人到无求品自高"，淡泊是一种崇高的心态和境界。始终保持一颗平常心，一切不利于健康的因素都会化解掉。

当代社会是一个学习型社会，所以在我们的日常生活中，要把不断学习放在重要位置。

学习已成为当代人生活方式中的一个重要组成部分。读书是学习，但学习不仅仅是读书，我们要不断从社会各方面吸取新的知识，用心感悟，融会贯通，不断提高自身素质和能力。我们更要倡导和遵循健康的生活方式，培养健康的心态。一方面要用心享受生活，尽享社会发展和科学进步所带给我们的各种乐趣；另一方面又要把握好生活节奏，利用各种机会来舒缓自身压力。拥有健康的心态，可以让我们心灵得到净化，可以让我们的身心更轻松，可以让我们生活更和谐美好。

有了良好的心态，我们就能够保持乐观、积极、向上的生活态度，我们在面对困难的时候就不会退缩，在面临危险的时候就不会慌张，在面对生活琐事的时候就会少一些烦恼。有了良好的心态，我们才能更好地调节身心平衡，从而更好地保持身心健康。所以，在日常生活中，我们要保持乐观、积极向上的心态，相信我们的人生路上必然是遍地花香，阳光普照。

拓展阅读

儒家、道家、佛家的心态养护

儒家注重修养人的道德情操，如"仁、义、礼、智、信"等，反对"嗜欲无厌""愤怒不息"等情志过极的心态与作风。在心理养护上，孔子强调，"君子有三戒：少之时，血气未成，戒之在色；及其壮也，血气方刚，戒之在斗；及其老也，血气既衰，戒之在得。"

道家认为，人应顺应自然法则，主张清静无为。无为就是"去甚""去奢""去泰"，主张"少私寡欲""绝巧弃智"，不与人争名争利争功劳。然"为无为，则无不治""不以其私，反能成其私"。

佛家认为，人心本清净，只是受到外界各种物欲及幻想的诱惑才导致心念妄动迷乱，从而产生无尽的烦恼甚至疾病丛生。因而，长寿的秘诀则是养心。要祛除种种欲念的烦恼，就必须超脱这种状态。佛家把参禅打坐作为心理锻炼的主要手段。此外，佛家养心还注重慈悲、忍让、随缘等品性的修炼，以一种独特的方式来休息万念，保养心灵。

第四节　合理膳食与养生

扫码"学一学"

案例讨论

案例：某办公室工作的年轻女士为了保持苗条身材，每天早餐吃一个鸡蛋、250 mL牛奶，1个苹果或1条黄瓜。

问题：1. 该女士早餐食物是否合理？

2. 该女士早餐还要添加哪类食物？约需多少碳水化合物？

著名的维多利亚宣言提出健康生活方式的四大基石，即"合理膳食、适当运动、戒烟限酒、心理平衡"，居于首位的就是合理膳食。中华民族自古就有"寓医于食"的传统，

"饮食者，人之命脉也"则是明代医药学巨匠李时珍对膳食营养与健康所做的高度概括。习近平总书记指出，要实施健康中国战略。2016 年 10 月 25 日，中共中央、国务院印发并实施《"健康中国 2030"规划纲要》。

一、合理膳食

合理膳食也称为平衡膳食，是指膳食中所含有的营养素，数量充足、种类齐全、比例适当，并且膳食中的各种营养素供给与机体消耗之间保持动态平衡。平衡膳食在支持人体正常发育、保持合适体重，预防营养不良的同时，减少营养过剩相关疾病的发生。

1. 中国居民膳食指南（2016）及中国居民平衡膳食宝塔（2016） 2016 年 5 月 13 日，《中国居民膳食指南（2016）》实施。针对 2 岁以上的所有健康人群提出 6 条核心推荐，分别为：食物多样，谷类为主；吃动平衡，健康体重；多吃蔬果、奶类、大豆；适量吃鱼、禽、蛋、瘦肉；少盐少油，控糖限酒；杜绝浪费，兴新食尚。

2 岁以上所有健康人群每天的膳食应包括谷薯类、蔬菜水果类、畜禽鱼蛋奶类、大豆坚果类等食物。平均每天摄入 12 种以上食物，每周 25 种以上。各年龄段人群都应天天运动、保持健康体重。每周至少进行 5 天中等强度身体活动，累计 150 分钟以上。蔬菜水果是平衡膳食的重要组成部分，吃各种各样的奶制品，经常吃豆制品，适量吃坚果。鱼、禽、蛋和瘦肉摄入适量。少吃肥肉、烟熏和腌制肉食品。成人每天食盐不超过 6 g，每天烹调油 25～30 g。每天糖的摄入不超过 50 g，足量饮水，成年人每天 1500～1700mL，提倡饮用白开水和茶水。

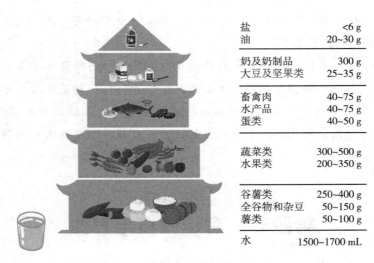

盐	<6 g
油	20～30 g
奶及奶制品	300 g
大豆及坚果类	25～35 g
畜禽肉	40～75 g
水产品	40～75 g
蛋类	40～50 g
蔬菜类	300～500 g
水果类	200～350 g
谷薯类	250～400 g
全谷物和杂豆	50～150 g
薯类	50～100 g
水	1500～1700 mL

图 1　中居民平衡膳食宝塔（2016）

2. 平衡膳食的五个基本指标

（1）确保膳食构成的食物结构合理，各种食物所含营养素种类齐全、数量充足、比例适当，保持营养平衡。三大营养素蛋白质、脂肪、碳水化合物占总热量的百分比应分别是 10%～15%，20%～30%，55%～65%。

（2）一日三餐的能量比例应与工作强度相匹配、避免早餐过少，晚餐过多的弊病。热量分配以 3∶4∶3 较为适宜。

（3）保证富含优质蛋白质和脂肪的食物的供给量。蛋白质除部分由粮食提供外，蛋白质总量的 1/3 ～ 1/2 必须由大豆、肉类、蛋类供给。除植物油和食物本身所含的脂肪外，还应搭配部分动物脂肪。

（4）蔬菜水果的供给量每人每天需 800 克左右（其中 4/5 为蔬菜、1/5 为水果）。蔬菜中最好有一半是绿色或有色的叶菜，品种应多样化，不仅包括根、茎、叶、花、果类蔬菜，还要搭配豆类蔬菜、菌类和藻类。

（5）膳食搭配要注意平衡，主食要做到杂与精、干与稀的平衡，副食搭配要做到生熟搭配、荤素搭配平衡。

3. 合理烹调加工 在谷物食品初加工过程中（洗涤、切分等），为了减少营养成分损失，宜用温水快速清洗，淘米换水不超过三遍。而蔬菜、水果在清理时水溶性维生素和无机盐容易随水流失，因此，采用合理整理、尽量利用、先洗后切的初加工方法。冷冻肉类解冻温度要低（5 ～ 15 ℃），时间要短。冷冻食品一经解冻，应立即进行加工，不可反复冰冻、解冻。

选择合适的烹调方式，也会保存食物的营养价值。大豆的营养价值很高，但也存在诸多抗营养因素，大豆蛋白的消化率为 65%，但经加工制成豆制品后，其消化率可达 90% ～ 95%。蔬菜水果提倡生食、现买现食、先洗后切。烹调最好用铁锅。尽量减少菜品烹调时间。菜品炒好后应立即食用。

二、如何养生

我国医学指出：食物有"四性"，即寒、热、温、凉。四性又可分为寒凉和温热两大类。人们应根据个人身体情况选择性寒或性热的食物，防病治病，促进食欲，增强营养。味道辛辣，有暖胃作用的食物大都属于温热食物，如糯米、小麦、羊肉、牛肉、狗肉、虾、鲫鱼、鲢鱼、豆油、醋、姜、葱、蒜、辣椒、韭菜、胡萝卜、荔枝、龙眼、葡萄、大枣、白糖、核桃、橘子、李子、栗子等，食用这些食物能起到温中、补虚、除寒的作用，适于秋冬天寒或体质虚弱畏寒时食用。可清热解毒的食物为寒凉食物，如小米、赤豆、绿豆、豆浆、豆腐、兔肉、龟、牡蛎、紫菜、油菜、白菜、茄子、黄瓜、冬瓜、西瓜、藕、梨、柿子等。这些食物能清热泻火、解毒消炎，适于春夏秋季或患有温热性病时食用。

饮食养生，还要根据不同的个体体质、生活环境、时令季节等方面的差异选择。

1. 因人饮食养生 依据我国医学治疗的基本原则是"热者寒之，寒者热之"，即治热病用寒凉药物，治寒症用热性药物，饮食养生也应遵循这个原则。体质虚寒，常觉四肢发凉、畏寒、面色苍白，或者是感冒流清涕、受凉腹泻、天冷关节痛的人应多吃热性食物，以温中散寒，壮阳补气。体质虚寒者还应多食甘味补益食品；腹泻者多食酸味收敛固涩之品；关节痛者多食辛辣之品以使血行通畅。平时口干咽燥、大便秘结、小便短赤、手足心热、口舌易生疮的人应多吃些凉性酸苦味食物，旨在清热降火，润燥滋阴。体胖之人，多有痰湿，故饮食宜清淡，而肥甘油腻则不宜多食；体瘦之人，多阴虚内热，故在饮食上宜多吃甘润生津的食品，而辛辣燥烈之品则不宜多食。

2. 因时饮食养生 顺时养生即顺应四时气候，其宗旨是"春夏养阳，秋冬养阴"。在一年中，寒冷的季节要少吃寒性食物，而炎热的季节里则应多吃寒凉食物。元代忽思慧在《饮膳正要》中对四时的主食提出了他的主张"春宜食麦，夏宜食绿豆、菽，秋宜食麻，冬宜食黍。"如在阳气生发的春季，饮食应该清淡，应选食鸭梨、荸荠、橘子、甘蔗等果品为辅助，常食绿豆汤、绿豆芽等食物，取其清淡、甘凉。在夏季，遇暑热兼湿之候，肤腠开泄、汗多，使人常易贪食生冷。寒冷之物太过则更伤脾胃。因此炎暑之季，宜食甘寒、利湿清暑少油之品，常可选食西瓜、冬瓜、白兰瓜等瓜果，常饮绿豆汤，并以灯心、竹叶、酸梅水、冰糖煎水代茶饮用，取其清热、解暑利湿、养阴益气之攻。秋气凉燥，当少食辛燥，选用蜂蜜、秋梨等柔润之物，山药、苡米等健脾补胃之品。冬季天寒地冻，阴盛阳衰，进食胡桃、羊肉之类，可补肾助阳。

3. 因地饮食养生 俗话说"一方水土养一方人"，不同地区的饮食原材料、饮食结构及饮食习惯都有显著差别，一个特定地域的特定饮食口味，是人和自然长期相互适应的结果。

东部地区气候偏温和，靠海产鱼，体质特点是"黑色疏理"，致病特点是热积于中，易外发疮疡，因此养生需要注意养阴气以制阳热，平时饮食尽量清淡。西部地区气候干燥，饮食上应尽量多食用蔬菜瓜果，少吃肥甘厚味，以防内伤脾胃。北方气候风寒凛冽，以肉类、乳品为主食，养生应注意顾护阳气，以抵御阴寒，可服用一些温中助阳，健脾消食化滞的保健药食，以助人体阳气和脾胃之气。南方气候偏于炎热，应以养阴清热、祛湿通经为主。中部地区气候寒温适宜，地平多湿，应该以扶养阳气，祛除湿气为主。

拓展阅读

为什么广东人喜欢煲汤、喝凉茶？

广东人爱喝汤、喝凉茶，其实是人和自然长期相互适应的结果。

广东属于岭南地区，岭南气候湿热，瘴疠丛生，导致该地区人民在日常保健与疾病防治方面有着明显的特殊性。岭南特色药膳文化正是在这种环境中逐渐产生和形成的。广东人习惯将中药与食物搭配，烹调成具有保健和治疗作用的药膳食品，甚至在汤、粥、饮料，乃至菜肴中加入某些药物，一年四季都有不同的药膳食谱。

干燥的季节，可以选择润肺、补气血的菜干煲猪肺、雪耳木瓜煲排骨等；火气太旺，可以试试性甘凉的汤料，如鸡骨草煲老鸡、凉瓜赤豆煲龙骨等；如果寒气过剩，就选择一些性温的汤料，如人参煲老鸭、冬虫夏草煲乳鸽等。

本章小结

1. 本章主要介绍了健康的四大基石睡眠、运动、心态、合理膳食及与养生的关系。

2. 睡眠是人体的生理需要，是人体阴阳与自然界阴阳相通应的结果。养成良好的睡眠应该做到：顺应四季变化；坚持子午觉；选择合适的卧具；卧室安静、光线幽暗、空气新鲜；睡前应养心安神、饮食适量且清淡；保持良好睡姿。

3. 运动能够促进脑的健康，调节心理健康，减少骨量丢失，降低肥胖，提高睡眠质量，预防癌症，抗衰老，延长寿命。合理的运动应因人制宜，选择好时机，选择有利场地，顺应季节的变化。

4. 健康的心态应做到：遇事冷静不激动；想得开，会宣泄、宽容；有所寄托，寻找乐趣；常存爱心、忘掉怨恨；淡泊名利。

5. 合理膳食也称为平衡膳食，是指膳食中所含有的营养素，数量充足、种类齐全、比例适当，并且膳食中的各种营养素供给与机体消耗之间保持动态平衡。《中国居民膳食指南（2016）》有针对性地提出了改善营养状况的平衡膳食和适量运动的建议，并给出了相应的实践方法。

❓ 思考题

1. 中医里运动养生的方法有哪些？运动对身心健康的益处有哪些？

2. 睡眠的作用主要是什么？保证良好睡眠应注意什么？

3. 心态的概念？健康心态有哪些内容？

4. 如何在烹调中最大可能地保持食物的营养成分？

5. 《中国居民膳食指南（2016）》主要有哪些内容？怎样在日常生活中具体应用？

📝 实训一　个人日常膳食食谱设计

一、实验目的

1. 正确运用普通人群食谱设计原则、我国现行《中国居民膳食指南及平衡膳食宝塔》《中国居民膳食营养素参考摄入量》和《食物成分表》，掌握膳食编制的基本原则和方法。

2. 针对特殊人群营养需要（如幼儿、学龄儿童、大中学生、成年男子、成年女子、老年人群等）、当地常规食物供应规律和饮食习惯，进行个性化食谱设计，为某一特定人群编制一周的膳食食谱。

二、食谱设计的理论依据与食谱编制原则

中国居民膳食营养素参考摄入量（DRIs）、中国居民膳食指南和平衡膳食宝塔、食物成分表、营养平衡理论。

三、科学配餐的要求

符合平衡膳食原则；讲究美食与传统饮食习惯相结合的原则；注意食物丰富多样原则；营养素与热量定量适宜原则。

四、一天营养食谱的设计步骤

1. 食谱设计前的理论知识复习。

2. 调查用餐对象的个人信息、身体状况、饮食习惯。

3. 了解当地市场应季的食物品种。

4. 确定用餐对象个体营养素和热能的推荐摄入量。

5. 计算宏量营养素（碳水化合物、脂肪、蛋白质）全日应提供的能量。

6. 计算三种能量营养素每日需要数量及每餐需要数量。

7. 主、副食品种和数量的确定。

8. 确定纯能量食物的量。

9. 列出已选择的食物，并查对食物成分表，确定每种食物的各种营养素含量及能量。

10. 食谱的评价与调整：计算三种能量营养素的供能比例、三餐能量的分配比例，动植物食物蛋白质供应比例，与标准供给量进行对比并做调整。

11. 形成标准食谱：参照我国DRIs，对食谱进行合理调整后，设计出较为理想的三餐食谱。

五、实验结果与分析

1. 参照表2-1、表2-2、表2-3，提交某人一日的膳食食谱，并加以营养学解释。

2. 核定与矫正营养素供给（营养分析）、核定和矫正饭菜用量。

表2-1 每人每日膳食食谱计算表

餐次	品名	食物名称	食部（%）	重量（g）	蛋白质（g）	脂肪（g）	碳水化合物（g）	热能（kcal）
合计								

餐次	钙（mg）	磷（mg）	铁（mg）	维生素					
				A（IU）	D（IU）	B₁（mg）	B₂（mg）	PP（mg）	C（mg）
合计									

表2-2 每人每日三餐能量分配比例表

	早餐	中餐	晚餐
能量比例			

表2-3 每人每日三大营养素能量分配比例表

类别	能量（kcal）	能量比例（%）
蛋白质		
脂肪		
碳水化合物		

（孙希芳　孙国勇）

第三章　常用中医养生的保健方法

📖 知识目标

1. **掌握**　经络、面诊、手诊、拔罐、刮痧的概念；按摩的概念及按摩禁忌证。
2. **熟悉**　经络对保健的作用；面诊的分类与保健的关系；手诊的内容及正常健康手掌特征；常用的按摩手法；拔罐对保健的作用；刮痧对保健的作用。
3. **了解**　经络系统的组成；面诊的方法；观察手掌知健康的方法；按摩的分类；拔罐的方法；刮痧的方法。

🖥 能力目标

1. 学会经络系统的组成；面部各组织与脏腑的关系；手诊的含义及手诊的分类；八种按摩手法的操作；罐的种类；刮痧以及痧的含义。
2. 能够分析经络系统在养生保健中的作用；面部常见的异常现象；正常手掌的特征及手诊的观察顺序；八种手法的手法要领和功效；拔罐在养生保健中的作用；刮痧在养生保健中的作用。

第一节　经络与保健

扫码"学一学"

👉 案例讨论

案例：王小姐，23岁，长期晚睡，有时凌晨两三点仍在浏览手机或看电视剧。日久王小姐自觉白日精神困倦，注意力不集中，工作效率低下。但是到了晚上虽然已经非常困倦，但是仍然不能入睡。

问题： 1. 王小姐为什么出现以上症状？
2. 睡眠与十二经络的什么经相关？
3. 日常生活中应如何根据经络的特性安排作息？

　　经络是中医学的重要组成部分，它在生理、病理、诊断、治疗，乃至养生保健、导引按摩上都密不可分，其科学性及有效性已在实践中得到广泛验证。为更好的理解经络及其用于养生保健的作用，故对经络进行粗略的介绍。

　　经络是古人在长期生活保健和医疗实践中逐渐发现并形成理论的，它内联五脏六腑，外布五官七窍、四肢百骸，沟通表里、上下、内外，将人体的各部分连接成有机的、与自然界阴阳属性密不可分的整体。不仅对中医各科有指导作用，还是人体保健、养生祛病的重要依据。

经络是经脉与络脉的总称，是指人体运行气血、联络脏腑、沟通内外、贯串上下的径路。"经"，有路径的含义，为直行的主干；"络"，有网络的含义，为经脉所分出的小支。经络纵横交错，遍布于全身。

经络内属于脏腑，外络于肢节，沟通于脏腑与体表之间，将人体脏腑组织器官联系成为一个有机的整体；并借以行气血，营阴阳，使人体各部的功能活动得以保持协调和相对的平衡。针灸、推拿及拔罐等中医临床治疗时的辨证归经，循经取穴，针刺补泻等，无不以经络理论为依据。了解经络的分布情况有助于我们更好地掌握经络学原理，理解经络作用及形成。

一、经络系统的组成

经脉可分为正经和奇经两类。

1. 正经 有十二条，即手足三阴经和手足三阳经，合称"十二经脉"，是气血运行的主要通道。十二经脉有一定的起止、循行部位和交接顺序，在肢体的分布和走向有一定的规律，同体内脏腑有直接的络属关系。

十二经脉包括手三阴经（肺、心包、心）、手三阳经（大肠、三焦、小肠）、足三阳经（胃、胆、膀胱）、足三阴经（脾、肝、肾）的总称。它们是经络系统的主体，故又称之为"正经"。

2. 奇经 有八条，即督、任、冲、带、阴跷、阳跷、阴维、阳维，合称"奇经八脉"，有统率、联络和调节十二经脉的作用。

3. 十五络脉 络脉是经脉的分支，有别络、浮络、孙络之分。别络是较大的和主要的络脉。十二经脉与督脉、任脉各有一支别络，再加上脾之大络，合为"十五别络"，分别以其发出处的腧穴命名。浮络是循行于浅表部位而常浮现的络脉。孙络是最细小的络脉。它们主要是加强各部联系和网络经脉不及的部分。

4. 十二经别 十二正经离、入、出、合的别行部分，是正经别行深入体腔的支脉。它们分别起自四肢，循行于体腔脏腑深部，上出于颈项浅部，它能补正经之不足。

5. 十二经筋 十二经脉之气"结、聚、散、络"于筋肉、关节的体系，是十二经脉的附属部分，所以称"十二经筋"。是十二经脉之气濡养筋肉骨节的体系，是附属于十二经脉的筋膜系统。经筋有连缀四肢百骸，主司关节运动的作用。

6. 十二皮部 全身的皮肤是十二经脉的功能活动反映于体表的部位，也是经络之气的散布所在，所以，把全身皮肤分为十二个部分，分属于十二经脉，称"十二皮部"，是十二经脉功能活动反映于体表的部位，也是经络之气散布之所在。

经筋和皮部，是十二经脉与筋肉和体表的连属部分。

二、经络对养生保健的作用

1. 经络的生理功能 联络脏腑，沟通肢窍；运行气血，濡养周身；抗御外邪，保卫机体。

2. 经络的病理变化

（1）内脏病变通过经络反映到体表 实证如病邪壅阻或气血不畅则见沿经脉所过处发生肿痛；虚证多由经气虚陷、气血不足造成，出现局部不仁、不用等痿废现象；十二经脉经气衰竭则见经脉所联系的器官功能呈现衰竭，《灵枢·经脉》记载"手太阴气绝，则皮毛焦。太阴者，行气温于皮毛者也，故气不荣，则皮毛焦；……"

（2）传注病邪、反映病候 经络病变可以传入内脏；内脏病变可累及经络；脏腑之间的病变可通过经络相互影响。

三、经络学说的应用

1. 说明病理变化 经络是人体通内达外的一个信道，在生理功能失调时，其又是病邪传注的途径，具有反映病候的特点，故临床某些疾病的病理过程中，常常在经络循行通路上出现明显的压痛，或结节、条索状等反应物，以及相应的部位皮肤色泽、形态、温度、电阻等的变化。通过望色、循经触摸反应物和按压等，可推断疾病的病理变化。

2. 指导辨证归经 经络有一定的循行部位及所络属的脏腑及组织器官，故根据体表相关部位发生的病理变化，可推断疾病的经脉和病位所在。临床上可根据所出现的证候，结合其所联系的脏腑，进行辨证归经。

3. 指导针灸、按摩、拔罐等治疗 针灸、按摩、拔罐等治疗是通过针灸、按摩、拔罐等刺激体表某些腧穴，以疏通经气，调节人体脏腑气血功能，从而达到治疗疾病的目的。由于内属脏腑，外络肢节，故在治疗时常根据经脉循行和主治特点采用循经取穴进行治疗。

故经络养生是运用针刺、艾灸、按摩、拔罐等方法，刺激经络、穴位，以激发精气，达到调和气血、旺盛代谢、通利经络、增进人体健康等目的的养生保健方法。

四、时辰与经络养生

1. 子时（23～1点） 胆经当道，主要分泌并储存胆汁，为明天的需要做准备；同时营血入阴，造血；人一定要熟睡，否则影响胆的工作，会使胆汁分泌不足。

2. 丑时（1～3点） 肝经当道，肝开始解毒，过滤血液中的毒素，并且把多余的血藏在肝脏里。

3. 寅时（3～5点） 肺经当道，肺主一身之气，均衡一身的气血，全身布水，此时一定要进入深度睡眠。

4. 卯时（5～7点） 大肠经当道，此时太阳初升，人应该醒来，地户开，要起身去如厕。

5. 辰时（7～9点） 胃经当道，此时一定要吃一顿精美丰富的早餐，早餐关系到一天的精气神。不吃早餐将损伤胃肠系统。

6. 巳时（9～11点） 脾经当道，主运化，长一身的肌肉，所以是锻炼肌肉的好时机。

7. 午时（11～1点） 心经当道，是阴阳交汇点，此时，吃过午饭后最好午睡半小时。

8. 未时（13～15点） 小肠经当道，此时正在吸收午饭消化后的精华。

9. 申时（15～17点） 膀胱经当道，这段时间，最好喝多点水，使尿液可以把代谢的废液排出。

10. 酉时（17～19点） 肾经当道，此时可以补肾气，是养元气的好时机。

11. 戌时（19～21点） 心包经当道，此时可以敲打、按摩心包经、轻揉膻中穴，可以缓解心发慌，是保健的好时候。

12. 亥时（21～23点） 三焦经当道，新的轮回又要重新开始了，此时最好不吃不喝，准备入睡。

从亥时开始到寅时结束，是人体细胞休养生息、推陈出新的时间，也是人睡眠的良辰，此时休息，才会拥有良好的身体和精神状态。就和睡觉多、睡得好的小孩长得胖、长得快，

扫码"学一学"

而睡觉少，睡得不踏实的小孩发育不良是一样的道理。

第二节　面诊与保健

案例讨论

　　案例：刘女士，38 岁。2018 年 10 月就诊，3 年来月经量多，每次行经约 8 ~ 9 天，经色淡红，经后每感小腹隐痛。望其面色淡白无华，诉食少神疲、气短乏力、大便正常，舌淡苔薄白，脉沉细无力，医生给予人参、白术、黄芪、当归、茯神、远志、龙眼等治疗。

　　问题：1. 刘女士为什么会出现面色淡白无华？

　　　　　　2. 面色淡白无华主要与五脏中哪个脏器有关？

　　望、闻、问、切是中医的四大诊法，《难经》有"望而知之谓之神"的说法，而面诊又是中医望诊的重要组成部分，所以被历代医家所重视。《黄帝内经》指出："十二经脉，三百六十五络，其气血皆上于面而走孔窍"。说明人体内脏功能和气血状况在面部都有相应反映，人们可以通过对面部各种现象变化的观察，来了解人体的健康状态。

一、面诊的概念

　　面诊汇集了传统中医望诊的精髓，至今仍在广泛使用，通常我们可以通过面部的色泽、形态、五官变化等来判断生命的美丽、精神、气质、快乐等。一般来说，面诊是根据人体面部整体或五官呈现出来的各种神、色、形、态特征，判断此人的健康状态及疾病的轻重缓急，用以观察人的精、气、神之盛衰，因此有"察颜观色""相由心生"之说。

二、面诊的主要内容

　　面诊包括面部整体观察和五官观察两个部分，面部气血变化可以反映出机体各部位的生理信息。面部的各个部分属不同的脏腑，是面部望诊的基础。清朝医学家陈士铎说："看病必察色，察色必观面，而各有部位，不可不知。"中医谓看病，即包括"治未病"思想，也就是我们所指的养生保健。

（一）面部各部位与脏腑对应关系

　　《素问·刺热篇》把五脏与面部相关部位与脏腑对应关系描述为：左颊为肝，右颊为肺，额为心，颏为肾，鼻为脾。《灵枢·五色》篇把面部分为：鼻部称为明堂，眉间称为阙，额称为庭（颜），颊侧称为藩，耳门称为蔽。与脏腑对应关系如下：庭为首面，阙上为咽喉，阙中（印堂）为肺，阙下（下极）为心，下极之下（年寿）为肝，肝部左右为胆，肝下为脾，方上（脾两旁）为胃；中央（颧下）为大肠，挟大肠为肾；明堂

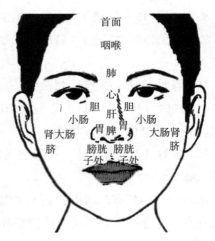

（鼻端）以上为小肠，明堂以下为膀胱、子处。

（二）面诊的分类

1. 望面部整体 人的面色变化可以反映人体的脏腑状态，是人体健康的一面镜子，通常可以通过面部肌肤发生变化的部位、色泽、形态，了解脏腑的生理功能状态。我国人属于黄种人，正常肤色应是红黄隐隐，明润含蓄而有光泽。提示人体气血充盈，脏腑功能正常，神气旺盛，精气内含而不外泄。主要表现为神志清楚、表情自然、面色荣润、两目灵活明亮、语言清晰、反应灵敏、呼吸平稳。

2. 望局部五官

（1）望目、望眉 《黄帝内经》指出"五脏六腑之精气皆上注于目"。中医认为，肝开窍于目，肝的营养主要来自于肝血的滋养，神光的产生是要是肾中精气的上承，眼睛也是人体相应脏腑的反射区，分别是瞳仁属肾，黑精属肝，两眦属心，白睛属肺，眼睑属脾，眼睛各部位可以反映人体相应内脏器官和气血的功能盛衰。只有眼睛明亮，反应敏捷才能称之为健康，即为中医所称的"有神"。

（2）望鼻 《灵枢》指出"肺气通于鼻，肺和则鼻能知香臭矣"。主要有嗅觉、通气及辅助发音功能。通过观察鼻的外形、色泽变化、人中沟及鼻隧纹可以了解到人体肺与大肠的功能是否正常。一般情况下，鼻根平满，鼻梁端正高挺，鼻头尖，鼻翼圆大标准，鼻孔不外露，色泽红润，提示肺气充盛。

（3）望口 口乃脾之门户，中医有脾开窍于口之说，是言语之门，饮食之具，是容纳五谷杂粮肉欲之处，对人的生存健康发展到至关重要。通过对味觉的辨别和对口唇色泽的观察，可以判断机体是否健康。正常情况下，口中无异常气味，口唇红润有光泽，提示气血充足，口味食欲正常，机体健康。

（4）望耳 古人云："耳厚而坚，耸而长，皆寿相也，耳轮外相分明，其人聪悟""肾气通于耳，肾和则耳能闻五音矣"，耳的功能主要依赖于肾中精气的充养，肾气旺则清而聪，肾气虚是昏而浊。人体脏腑器官在耳朵上的分布有一定的规律，通过对耳穴的观察和听觉的测试可以判断机体的健康程度。正常情况下，健康人的耳朵应丰厚红润而有光泽，听力良好。

（5）望舌 望舌是中医望诊中最为重要的内容之一，也是中医的特色诊法。舌诊起源很早，早在《黄帝内经》中就有望舌诊病的记载。舌质的血络丰富，与人体脏腑功能关系密切，舌尖对应心肺疾病信息，舌中对应脾胃疾病信息，舌边对应肝胆疾病信息，舌根多反应肾脏疾病信息。望舌分为望舌质和望舌苔两部分，观察舌质的变化可以了解机体正气的盛衰，观察舌苔的变化可以了解邪气的强弱。正常健康人的舌应该是舌色淡红，鲜明灵活，大小适中，柔软滋润，舌苔均匀，薄白而润。说明机体功能健康，精、气、神充旺，无邪气干扰。

三、面诊与健康

内脏功能失调或者气血功能失调，可以从面部色泽和脏腑与面部相对应的部位显现出来，可见面色暗淡无光泽，面部长斑、痘，过早出现皱纹，毛孔粗大，伴有青筋、丘疹等。

（一）观察面部色泽知健康

中医五行学说将五脏与五色相对应，即青色属肝，赤色属心，黄色属脾，白色属肺，黑色属肾。《黄帝内经》曰："青黑为痛，黄赤为热，白为寒"。故观察面部色泽可以了解机体的健康状况。

1. 面色红赤 赤色主热病。如面色潮红如醉，提示胃热壅盛。面色暗红，提示体内血液循环不畅，亦可见于高血压、高血脂等情况。面色、口唇青紫，提示心脏供血不足，多见于心脏瓣膜疾病。

2. 面色发青 青色主寒、主瘀、主痛。多因气血不通经脉阻滞所致，面色暗青，多见于肝气郁结，急躁善怒；伴两肋串痛，女性多月经不调，儿童眉间、鼻柱、唇周色青紫，多见于惊风。正常人酗酒过度，亦可见面色发青。

3. 面色发黄 黄色为脾胃之色，主虚。主湿盛。面黄枯槁无光，多见于脾胃虚弱，水湿内停，气血亏虚之证。

4. 面色发白 白色为气血亏虚之象，主虚、主寒。面色白而无光泽多为气血亏虚，肺气不足等证。

5. 面色发黑 黑为肾脏之本色，主肾虚、主瘀血、主水饮内停。面色晦暗无光泽，多见于肾虚、肾气不足之证。

因遗传、体质、气候、环境、地区差异等原因，面色有偏红、偏白、偏黄、偏黑等情况出现，但只要有光泽，仍属正常。

（二）观察前额知健康

人们常说："前额发亮，前途无量"，前额饱满有光泽，说明人体阳气充足，精力充沛，脏腑机能良好，机体健康。

额部明显晦暗多为大脑缺氧，易疲劳、神经衰弱；额部两侧青筋浮现多见于长期工作压力大，易头痛；额部长满痤疮提示心理压力大，易急躁，多喜食甜食或油炸辛辣食品；额部两侧有蚯蚓状青筋暴露扭曲者，常性情急躁，易便秘，中老年人特别要注意警惕脑中风。

（三）观察鼻知健康

鼻根处有横纹者，多见操劳过度，脾胃消化功能差；鼻梁歪曲不正者，多提示此人脊柱歪曲不直，可经常腰酸背痛等情况；若鼻梁长斑，出现青筋暴露，通常提示机体肝气郁滞；鼻头发白，成人则多见脾胃虚寒，四肢无力，精神不足，小儿多见于乳食不化、脾虚泄泻等。鼻尖、鼻翼及邻近颜面皮肤潮红、油腻光亮，出现红丝，并有针头样脓疮，表皮增厚粗糙不平，橘皮状，为"酒齄鼻"，提示脾胃湿热，多因饮酒贪杯酒毒血热上蒸于鼻。鼻流清涕者，多为肺受风寒感冒引起，鼻流黄涕者，多为肺受风热感冒所致。

（四）观察口唇及唇周知健康

唇色淡白多为气血不足，易乏力，食欲不振；唇色青紫多为机体心脏缺氧，易出现胸闷，心慌等；成年人口角流涎清稀，多见于脾胃虚寒，消化功能差。若乳儿出现口角流涎，多为生理现象。

拓展阅读

面诊小歌诀

凡看病，望为先。精气神，最重要。脏腑位，要牢记。多重影，应分清。病多端，起气血。面色青，主寒痛。面色泽，气血充。面色赤，定有火。赤如妆，乃虚火。面色黑，肝肾见。面㿠白，主虚寒。白无华，是血虚。面黄泽，为湿热。面黄暗，病肝肾。额头亮，精神爽。额头暗，有灾殃。眼有神，无大病。眼无神，精气虚。眼色红，内有火。眼白黄，病肝胆。虹膜缺，主脑病。胃环大，有中毒。黑纵线，是炎症。黑凹陷，伤器质。皮炎痒，虹周灰。血管硬，白圆环。虹膜诊，学问大。同心圆，是关键。多节段，排成环。环环扣，象全身。眼为鱼，贵明亮。鼻光泽，无大病。鼻色青，主寒伤。鼻色白，主伤血。鼻土偶，胃气绝。鼻不正，病不轻。鼻有痣，病陷危。人中明，无大病。泪堂下，宜饱满。青黑干，主肾虚。夜不寐，多伤神。沟平坦，性无力。人中疔，主胃火。人中歪，命不长。唇淡红，无大病。唇色白，主伤血。唇青紫，寒痛瘀。面光亮，为水积。面黄黑，脂肪肝。耳面焦，防癌症。面清瘦，宜小心。如无病，必长肉。十步外，眉目清。无重病，必长寿。部位明，五色清。知色克，可万全。

第三节　手诊与保健

扫码"学一学"

案例讨论

案例： 小妮，女，3岁，面色萎黄，其食指指甲上有三个白色小斑点，呈线状分布，伴精神不振，食欲下降，平素不爱活动，医生建议其平素多吃一些如山药、山楂等健脾消食之品。

问题： 1. 小妮指甲上有白色斑点提示机体哪个方面出现问题？

2. 应该如何治疗？

手是一个人内在自我的外在表现，人们通常用手势动作来表达自己的内心世界和思想，是我们生活、工作、交际中常常使用最多的器官。人是以五脏为中心，由诸多的组织器官构成的一个内外联系的有机整体，人的五官、四肢及手足爪甲，皆与内脏联系在一起，具有全息性，一个人的身心健康及遗传因素等，会在手足上反映出人的健康信息。古人云："面身不如身相，身相不如骨相，骨相不如手相。"

一、手诊的概念

手诊是通过对人的手形、指甲、掌纹、指纹等部位望、摸、推、压、按等方法，以了解手的神、色、形、态等信息，获得人体健康信息的诊断方法的总称。

二、手诊的原理

《黄帝内经》云："有诸形于内，必形于外。"即人体内在组织器官发生了疾病或不健康，一定会在身体表面相应部位显现出来。人体的各个组织器官是一个有机的整体，组织器官有任何损伤和不良反应，可通过体表的皮肤反映出来，尤其是手部皮肤。在历史发展长河中，人们经过长期观察、积累、对照，选择概率高的现象当作诊断的标准。例如手上某个从来没有纹路的部位，突然发现有异常纹路或色泽变化出现，就预示着该地方出现了不良因素的干扰。在长期的研究中发现，人体的手纹、手型、气色形态、皮纹、指甲在手掌与健康相对性的研究中，有着重要的地位。

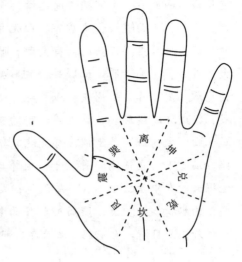

中医学的理论日趋发展完善，为手诊的形成奠定了理论基础。早期的易经八卦在手掌的划分，以及天地人三才在主线上的配合，都开始与中医理论紧密联系，例如，巽区属木，阴阳属性中属阳，脏腑相应属肝胆，天纹（感情线）主气，人纹（智慧线）主神，地纹（生命线）主精，由此精气神构成人的生命的重要元素，所以人体的健康信息均能在手掌的手纹、手型、气色形态、皮纹、指甲的变化中能得到完美的体现。

三、手诊的主要内容

运用视觉、触觉等，对手上的征象进行有目的地观察，以了解人体健康或疾病状况。无论西医的视、触、叩、听、嗅，还是中医的望、闻、问、切，其视、望均排第一位。手诊主要是指对手部的望诊，主要内容包括手纹、手型、气色形态、皮纹和指甲。

（一）手诊的观察顺序

1. 望掌指气色。
2. 望手指长短、强弱、曲直、刚柔、指甲及甲半月色泽形态。
3. 望手掌全息位点上的凹凸、浮沉异常变化。
4. 望掌纹流向、深浅、长短、颜色、符号的微妙变化。

（二）正常健康人的手掌特征

1. 正常气色　我国健康人手掌指为淡红或粉红或微黄略带红润，明润含蓄有光泽，指端红润为经络气血畅通的表现。

2. 正常手形　手掌中心稍凹、周边凸，大小鱼际饱满，指间无缝隙，掌部软硬适中，指根稍粗，指尖稍细，手背静脉走行无扭曲、怒张。

3. 正常指甲　甲板平滑有光泽、中间略有隆起，无斑点，无纵横沟纹，甲色粉红，甲半月为奶白色，占指甲面积1/5。

（三）手诊的分类

1. 指形诊断　手指为人体上肢末端，是阴阳气血交接部位，观察指形变异可了解脏腑功能盛衰。健康人五指丰满、圆润、畅直、灵活、有力、长短搭配比例适当。

2. 指甲诊断　正常指甲一般为长方形拱起，呈粉红色，气机充盈，坚韧明亮，红润光泽。甲板薄厚均匀平整，甲面无斑点，无纵横沟纹。甲半月呈乳白色，长度与指甲正常比例为

1/5。表示经络通畅，气旺血充，脏腑安宁，多为正常人，即使生病，也为轻病，容易恢复。

3. 手纹诊断 手纹分为指纹与掌纹两种，指纹与生俱来，出生时就已经定型，终身不变，而掌纹可随着年龄、环境、劳动、饮食习惯、疾病状态等发生变化，也就是说在自然和人为因素的影响下，掌纹会发生变化，所以我们可以通过掌纹变化的各种信息特征来了解人的身心健康状态。

4. 手掌色泽诊断 手掌色泽诊断类似于面诊色泽诊断，掌指肤纹红润为健康，有病必有色。

四、手诊与健康

（一）观察指甲颜色知健康

中医认为"肝主筋，其华在爪"。爪为筋之余，筋由肝所主；故肝血的盛衰可以影响到筋的运动和爪甲的色泽与荣枯。肝血充足，则爪甲坚韧明亮，红润有光泽。

1. 白甲 提示贫血、营养不良。甲面有白斑，提示肠道寄生虫。有众多白点出现，提示异常变化，消化功能障碍，短时间自可消失。若杂乱浊白色或黑灰色，为灰指甲。

2. 红甲 甲板充血，暗红色，提示热证。心功能不全缺氧也可致指甲呈紫红色。

3. 黄甲 提示肝、胃、子宫疾病征兆。

4. 蓝甲 提示心脏功能障碍，缺氧、瘀血。

5. 青甲 多见心血管疾病，急腹症。

6. 黑甲 提示心血瘀阻。若十指甲根皮紧缩，皮囊又呈咖啡色，并有倒刺，提示心火旺盛，心脏神经官能症。应注意休息，调节大脑加强营养。

（二）观察掌纹知健康

1. 掌中主线 主要包括生命线、智慧线和感情线。

（1）生命线 又称大鱼际线、地线。一般起于食指下端与拇指根部的中间（或上或下）向下行走包绕整个拇指丘，它的走向与人体健康息息相关。以粗壮、深重、红润、流畅、齐整、末端自然趋细而消失为健康，尤以拇指有力、大鱼际丰满更有意义，说明身体健康、精神旺盛、充满活力。

（2）智慧线 又称头脑线、人线。一般起于食指第三关节腔边缘，止于无名指中线。反映肩以上疾病，主要是脑、神经系统，其次是视神经。也反映人的智商和性格。以粗壮、深重、红润、明晰、末端略有下垂，近掌心处有分支为健康。

（3）感情线 又称心脏线、天线。一般横贯于手掌上部。起于手掌尺侧（小指根下）止于中指与食指下方。反映心脏功能、听神经功能。以粗壮、深重、红润、无间断为健康。

2. 掌中辅线 包括事业线、健康线、太阳线、婚姻线、放纵线、酒线、过激线等。

（三）观察手指知健康

1. 大拇指 五指以大拇指为最重要，与其余四指有对等作用，它相当于自身一条大腿在大脑支配运动区的 10 倍。拇指长度以达到食指第三节的一半为标准，它的发达与否，是判断一个人生命和智慧的标准。大拇指呈方头，提示此人心脏功能有障碍，易患心律不齐。大拇指呈蜂腰状，提示易乏力疲倦。大拇指粗大，提示易动食欲不振，大拇指扁平状，弹性差，提示此人体质差。若指腹弹性好，提示此人健康。

2. 食指（示指） 标准的食指长度以达到中指第一节指节一半为佳，代表气管、肝脏功能之强弱，食指短小或明显松软、无力，易患脾胃病，儿童时期营养不良。

3. 中指 属心，代表心脏和循环系统的健康状况。中指特别长，提示易患腰痛。中指短小低于食指、无名指，提示易患心律不齐。中指苍白、细小、瘦弱，提示心脏供血不足或长期贫血。中指偏屈状，同左右指并拢时漏缝，提示心脏、小肠功能较弱。

4. 无名指 也称环指、药指，它的长度应略高于食指。代表人的视觉及神经系统。多做无名指运动，可有保健大脑与调节神经之作用。无名指长于食指者，提示体质佳。无名指同食指等长，提示易患脾胃病。无名指指节有杂乱横纹，提示不健康。

5. 小指 遗传性强，标准以长度达到无名指第二节指节横纹处。代表心脏、生殖系统功能的强弱。小指根部呈蜂腰状，提示此人性功能正在消退阶段。小指指甲月周呈粉红色，提示近期心脏功能弱。

（四）手形、指形与健康

1. 手形与健康 一般情况下，人的手掌形状可分为正方（四方）形、长方（细长）形、宽形等三种类型。

（1）四方形手掌 手指比较粗，掌心比较厚，比较饱满。这种手形的人属阳偏盛体质，多提示身体健康，精力充沛，精神饱满，不容易生病。

（2）细长形手掌 手指比较细长，掌心比较薄，不饱满，这种手形的人属阴偏虚体质，多提示机体偏于虚弱，多表现为精力较差，容易疲劳。

（3）宽形手掌 具有此类手形的人比较少见。

2. 指形与健康 一般情况下，人有手指形状可分为方形、竹节形、圆锥形、混合形和杵状形指等五种形态。

（1）方型指 指形尖呈四方形，指形粗壮饱满，掌肌丰满发达。这种指型的人身体抗病能力较强，一般比较健康。患病后易于康复。

（2）竹节形指 指形型细长，指关节粗大，形如竹节。一般体质较弱，易患消化系统疾病，但应与风湿病患者后期指关节异常相区分。

（3）圆锥形指 指形圆长，尖细，形似圆锥。健康状况尚可，有的人易患胸肋部及胸腔内的疾病。

（4）混合形指 5个手指形态各异。这类人通常对疾病的抵抗能力较强。

（5）杵状形指 又称鼓槌状指，指手指端形如鼓槌，指根相对较细，掌肌瘦弱。多患有血液循环系统或呼吸系统慢性疾病。此手型还可见于先天性心脏病患者。

观察手掌、手指形态异常时，要参考手掌、手指的气色。弯曲变形的手指，如指掌气色正常，常提示疾病已经痊愈，为过去的病变；如指掌气色不正常，常提示为正在发生的病变。当发病时间较短时，不会出现指形改变，只有全息穴区出现气色形态的变化，这时则应结合全息手诊法来判断健康状况。在身体未患过明显疾病时，或者是刚出生不久的婴幼儿手指的形态即明显变形，这多提示由于遗传因素带来的体质弱点，预示将来可能发生疾病的脏腑器官。当各手指小关节均变形时，应考虑类风湿病。如十指末端均变形时，应考虑呼吸或循环系统疾病。外伤造成某一手指弯曲变形，时间长了，会使相关经脉的气血运行受到影响。因手术切除了某脏腑器官，渐渐地会影响相关手指的畅直，发生或加重指形的改变。

拓展阅读

手诊的起源与发展

手诊的起源可以追溯到 3000 多年前的远古时代，人们通过长期观察手上的纹路，发现了疾病与纹路的规律性变化。唐朝王超的《水镜图诀》记载有根据观察幼儿食指内侧表浅静脉的色泽与形态变化推断病情。到了明代，小儿食指指纹诊法渐被医家提出并广泛应用。清代的一些医学家积极探索研究望诊、手诊，去伪存真，先后编著了《清太医手诊谱》《行色外诊简摩》《四诊诀微》《望诊遵经》等，汇集历代手诊之法。手诊不仅仅在中国，在世界上也有悠久的历史。古希腊哲学家亚里士多德曾著有《亚里士多德手相术》，1956 年，我国制定了十指纹分析法，并应用于临床和司法系统。1966 年之后，我国一些医院用手纹和足纹特征来识别婴儿，使皮纹学应用于临床。

现代研究证明，手诊是一门先进的中医学科，等同于掌纹诊病学和掌部医学。在长期的研究中发现：手纹、手型、气色形态、皮纹、指甲在手掌与健康相对性的医学研究中，有着同等重要的地位，缺一不可。所以"手诊"在当前的研究阶段应该称之为"掌部诊病学"或"掌部医学"或"手诊学"。

第四节 按摩与保健

扫码"学一学"

案例讨论

案例：小兵，男，19 岁，大学生。冬季晨跑时不小心扭伤脚踝，出现轻度肿胀伴疼痛，同学小方见状立即上前予以推拿按摩，并涂上了红花油。

问题： 1. 小方的处理方法正确吗？

2. 如何正确应用按摩治疗脚踝扭伤？

《素问·血气形志篇》说："形数惊恐，经络不通，病生于不仁，治之以按摩、醪酒。"指出了经络不通，气血郁滞，人体中的某个部位就会出现疾患，在治疗上可以用按摩的方法疏通经络气血，达到治疗的目的。按摩是中国最古老的医疗方法，早在商代殷墟出土的甲骨文卜辞中，就有"按摩"的文字记载。按摩，又称推拿，古称按跷（指按摩矫捷，舒畅筋骨）、案杌（案，通按；杌，通玩。案杌，按摩）等，是我国劳动人民在长期与疾病斗争中逐渐总结认识和发展起来的一种保健和治疗方法。随着社会的进步、经济的强盛和科技的发展，辅以现代科技和传统手法的按摩已经成为一种被大众接受并认可的日常养生保健方式，传统的按摩手段与方法也得到了较大的改进。从内容上分为保健按摩、运动按摩和医疗按摩。从性质上来说，它是一种物理治疗方法。

一、按摩的概念

是指技师运用手、指的技巧或者辅助医疗器械，在人体皮肤、肌肉组织上推、按、捏、揉等连续动作，以促进血液循环来预防和治疗疾病、养生保健的一种方法。按摩是以中医的脏腑、经络学说为理论基础，并结合西医的解剖认识，用手法或器械作用于人体体表的特定部位以调节机体生理、病理状况，达到理疗的目的。

对于急性传染病、传染性皮肤病、皮肤湿疹、水火烫伤、皮肤溃疡、肿瘤、疮疡、月经期妇女、孕妇及身体过度虚弱、素有严重心血管病或高龄体弱者，不宜按摩。

二、按摩的分类

根据按摩的内容，将按摩分为保健按摩、运动按摩和医疗按摩等几类。

1. 保健按摩 技师运用按摩手法或辅助医疗器械，在人体的适当部位进行操作，从而达到消除疲劳，调节体内信息，增强体质，健美防衰，延年益寿的目的。

2. 运动按摩 技师运用按摩手法或辅助医疗器械，舒缓运动员紧张的心情，松弛肌肉，促进机体运动代谢产物的排泄，是以调整和保护运动员良好的竞技状态，增进和发展运动员潜在体能，达到提高运动成绩为其目的。

3. 医疗按摩 又称推拿疗法，是中医传统外治特色疗法之一，也是人类最古老的一种治疗疾病的手段和方法。主要应用按摩以达到治病目的的物理疗法。通常适用骨伤科疾病、内科疾病（妇科、内科、儿科）等慢性疾病、功能性疾病。

三、常用的按摩手法

（一）推法

用手或掌等部位部分着力于被按摩部位上，进行单向的直线推动为推法。分为轻推法和重推法。轻推法具有镇静止痛，缓和不适感等作用，用于按摩的开始和结束时，以及穿插于其他手法之间。重推法具有疏通经络，理筋整复，活血散瘀，缓解痉挛，加速静脉血和淋巴液回流等作用，可用于按摩的不同阶段。

1. 方法与步骤

（1）用指或掌等部位着力于被按摩的部位上。

（2）根据推法用力的大小，根据轻推法和重推法选定力度，然后进行单向的直线推动，一般推 3～5 次。

2. 动作要领

（1）轻推法时用的压力较轻；重推法时用的压力较重。做全掌重推法时，四指并拢，拇指分开，要求掌根着力，虎口稍抬起，必要时可用另一手掌重叠按压于手背上，双手同时向下加压，沿着淋巴流动的方向向前推动。

（2）指、掌等着力部分要紧贴皮肤，用力要稳，推进的速度要缓慢而均匀，但不要硬用压力，以免损伤皮肤。

（二）擦法

用手的不同部位着力，紧贴在皮肤上，做来回直线的摩擦运动为擦法。具有温经通络，行气活血，镇静止痛，提高皮肤温度，增强关节韧带的柔韧性等作用。轻擦法多用于按摩开始和结束时，以减轻疼痛或不适感。重擦法多穿插于其他手法之间。

1. 方法与步骤

（1）用手掌、大鱼际、小鱼际或掌根部位着力于皮肤上。

（2）根据力量大小选择轻重手法做来回直线的摩擦运动。

2. 动作要领

（1）操作时腕关节要伸直，使前臂与手接近相平，以肩关节为支点，带动手掌做前后或左右直线往返摩擦运动，不可歪斜。

（2）技师手掌向下的压力要均匀适中，在摩擦运动时以不使皮肤褶叠为宜。

（3）擦法的速度一般较快，往返擦动的距离要长，动作要均匀而连贯，但不宜久擦，以局部皮肤充血潮红为度，防止擦损皮肤。

（三）揉法

用手的不同部位，着力于一定的部位上，做圆形或螺旋形的揉搓运动，以带动该处的皮下组织随手指或掌的揉动而滑动的手法为揉法。具有加速血液循环、改善局部组织的新陈代谢、活血散瘀缓解痉挛、软化瘢痕、缓和强手法刺激和减轻疼痛的作用。全掌或掌根揉，多用于腰背部和肌肉肥厚部位。拇指揉法多用于关节、肌腱部。拇、中指端揉是穴位按摩常用的手法。

1. 方法与步骤

（1）用手掌、掌根、大鱼际、小鱼际、拇指或四指指腹部分着力于皮肤上。

（2）做圆形或螺旋形的揉动，以带动该处的皮下组织随手指或掌的揉动而滑动。

2. 动作要领

（1）揉动时手指或掌要紧贴在皮肤上，不要在皮肤上摩擦运动。

（2）手腕要放松，以腕关节连同前臂或整个手臂做小幅度的回旋活动，不要过分牵扯周围皮肤。

（四）搓法

用双手挟住被按摩的部位，相对用力，方向相反，做来回快速地搓动的手法为搓法。具有疏经通络，调和气血，松弛组织，缓解痉挛，加速疲劳消除，提高肌肉工作能力等作用。适用于腰背、胁肋及四肢部，以上肢部和肩、膝关节处最为常用，常在每次按摩的后阶段使用。

1. 方法与步骤

（1）双手呈抱物形着力于肢体部位，挟住被按摩的部位。

（2）相对用力、方向相反，做来回快速地搓动，同时做上下往返移动。

2. 动作要领

（1）操作时两手用力要对称，动作柔和而均匀，搓动要快，移动要慢。

（2）运动前，若采用压力大、频率快而持续时间短的搓动，能提高肌肉的工作能力；运动后，若采用压力小、频率缓慢而持续时间较长的搓动，能加速消除肌肉的疲劳。

（五）按法

用指、掌、肘或肢体的其他部分着力，由轻到重地逐渐用力按压在被按摩的部位或穴位上，停留一段时间，再由重到轻地缓缓放松的手法为按法。具有舒筋活络，放松肌肉，消除疲劳，活血止痛，整形复位等作用。拇指按法适用于经络穴位，常与拇指揉法相结合，组成"按揉"复合手法，以提高按摩效应及缓解用力按压后的不适感，掌按法多用于腰背部、肩部及四肢肌肉僵硬或发紧、也用于关节处，如腕关节、踝关节等。用指端、肘尖、足跟等点按穴位，是穴位按摩常用的手法。

1. 方法与步骤

（1）用指、掌、肘或肢体其他部分着力于皮肤上。

（2）由轻到重地逐渐用力按压在被按摩的部位或穴位上，停留一段时间，再由重到轻地缓缓放松。

（3）按法中以指按法和掌按法两种最为常用。拇指或食、中、环指面着力，按压体表某一部位或穴位，称指按法。用单掌或双掌掌面或掌根或双掌重叠按压体表某一部位，称掌按法。

2. 动作要领

（1）按压着力部位要紧贴体表不可移动，操作时用力方向要与体表垂直，由轻逐重，稳而持续，使力达组织深部。

（2）拇指按穴位要准确，用力不宜过大，应以患者有酸、胀、热、麻等感觉为度。

（六）拍击法

用手掌或手的尺侧面等拍击体表的手法为拍击法。常用的有拍打法、叩击法和切击法三种手法。具有促进血液循环，舒展肌筋，消除疲劳和调节神经肌肉兴奋性的作用，多用于肩背、腰臀及四肢等肌肉肥厚处。缓缓地拍打和叩击，常用于运动后加速消除疲劳；用力较大，频率较快，持续时间短的切击，常用于运动前提高神经肌肉兴奋性。单指或多指的叩击是穴位按摩常用的手法。

1. 方法与步骤

（1）拍打时，两手半握拳或五指并拢，拇指伸直，其余四指的掌指关节屈曲成空心掌，掌心向下。叩击时，两手握空拳，尺侧面向下。也可用 5 个手指或 3 个手指或一个手指指端叩打在一定的部位上。切击时，两手的手指伸直，五指并拢，尺侧面向下。

（2）两手有节奏地进行上下交替拍打。

2. 动作要领

（1）拍打时，肩、肘、腕要放松，以手腕发力，着力轻巧而有弹性，动作要协调灵活，频率要均匀。

（2）叩击和切击时，以肘为支点进行发力。叩击时肩、肘、腕要放松；切击时肩、肘、腕较为紧张，力达组织深部。动作要协调、连续、灵活。

（七）抖法

包括分肢体抖动法和肌肉抖动法两种。肢体抖动法时，用双手或单手握住肢体远端，微用力作连续小幅度的上下快速抖动。肌肉抖动法时，用手轻轻抓住肌肉，进行短时间的左右快速抖动。具有舒筋通络、放松肌肉、滑润关节的作用。多用于肌肉肥厚的部位和四肢关节，常用于消除运动后肌肉疲劳，是一种按摩结束阶段的手法。

1. 方法与步骤　抖法可以分为肢体抖动法和肌肉抖动法两种。

（1）运用肢体抖动法时，用双手或单手握住肢体远端，微用力作连续小幅度的快速抖动（上肢可做上下左右的抖动，下肢一般可做上下抖动）。

（2）运用肌肉抖动法时，用手轻轻抓住肌肉，进行短时间的左右快速抖动。

2. 动作要领　抖动时动作要连续、均匀，频率由慢到快，再由快到慢；抖动的幅度要小，频率一般较快，用力不要过大。

（八）滚法

用手背近小指侧部分或小指、无名指、中指的掌指关节突起部分着力，附着于一定部位上，通过腕关节伸屈和前臂旋转的复合运动，持续不断地作用于被按摩的部位上，此为滚法，具有活血散瘀，消肿止痛，缓解肌肉痉挛，增强肌肉的活动能力和韧带的柔韧性，促进血液循环及消除肌肉疲劳等作用。本法压力较大、接触面积较广，适用于肩背部、腰骶部及四肢部等肌肉较肥厚的部位，常用于治疗运动损伤及消除肌肉疲劳。

1. 方法与步骤

（1）用手指背侧小指、无名指、中指的掌指关节突起部分着力于皮肤上。

（2）通过腕关节伸屈和前臂旋转的复合运动，持续不断地作用于被按摩的部位上。

2. 动作要领

（1）肩臂和手腕要放松，肘关节微屈约120°，即腕关节屈曲、前臂旋后时向外滚动约80°，腕关节伸展，前臂旋前时向内滚动约40°。

（2）着力要均匀，动作要协调而有节律，一般滚动的频率每分钟约140次。

> **拓展阅读**
>
> ### 古代按摩小知识
>
> 按摩是祖国医学宝库中颗璀璨的明珠，历史悠久，源远流长。在春秋战国或者更早时期，按摩疗法就被广泛地应用于临床治疗。据《周礼·疏案》曰："扁鹊过虢境，见虢太子尸厥，就使其弟子子明炊汤，子仪脉神，子游按摩。"数法并下，扁鹊抢救尸厥患者成功。
>
> 据现存最早的医学经典巨著《黄帝内经》曰："中央者其地平以湿，天地所以生万物之众，其民食杂而不劳，故其病多痿厥寒热，其治宜导引按蹻，故导引按蹻者，亦从中央出也。"
>
> 隋唐时期，随着生产力的发展，文化的昌盛，医学科目开始逐步完善。按摩已列入国家医学教育的正式科目。按摩设有专科，有按摩专科医生，按摩博士。据《新唐书·百官志》记载："按摩博士一人，按摩师四人，并以九品以下，掌教导引之法以除疾。"也就是说当时已经把古老的导引之法正式作为教学内容。

第五节　拔罐与保健

案例讨论

案例：李先生，30岁。2天前受凉后出现鼻塞、流清涕、头痛、肌肉酸痛。

问题：1. 李先生可以采用什么保健方法治疗感冒？

　　　2. 这种治疗方法有什么禁忌证？

拔罐法故称角法，又称吸筒法，是一种以罐为工具，借助热力排除其中空气，造成负压使之吸附于腧穴或应拔部位的体表而产生刺激，使局部皮肤充血、瘀血以达到防治疾病目的的方法。拔罐法在古代主要用于外科治疗疮疡，用以吸拔脓血。后来又应用于肺结核、

扫码"学一学"

· 49 ·

风湿病等内科病症。

现代医学认为拔罐能使患者皮肤的毛细血管充血破裂，以至自身溶血，从而产生一种组胺和类组胺的物质。这种组胺和类组胺的物质可以刺激机体的各个器官，增强各器官的功能，以起到提高机体抗病能力的作用。拔罐可使机体局部的血管扩张，起到促进细胞组织的新陈代谢及血液循环的作用。拔罐可以通过刺激患者的皮肤感受器和血管感受器，而起到调节神经系统功能的作用。拔罐可以加快肌肉和各脏器对其代谢产物的排除。拔罐还具有增进人体内淋巴液的循环，促进胃肠蠕动的作用。

拔罐虽好，但适宜有度，取穴用罐宜少而精。如何使拔罐疗法在养生中得到正确应用，下文将展开论述。

一、罐的种类

（一）按照拔罐的材质

1. 竹罐　用直径 3～5 cm 坚固的竹子截成 6～10 cm 不同长度磨光而成。这种罐的优点是取材容易，制作简单，轻巧价廉，且不易损坏，适于药煮，临床多有采用。缺点是易爆裂漏气。

2. 陶罐　用陶土烧制而成，罐的两端较小，中间略向外凸出，状如瓷鼓，底平，口径大小不一，口径小者较短，口径大者略长。这种罐的特点是吸力大，但质地较重，容易摔碎损坏。

3. 玻璃罐　用玻璃制成，形如球状，肚大口小，口边外翻，有大、中、小三型。其优点是质地透明，使用时 可直接观察局部皮肤的变化，便于掌握时间。临床应用较普遍，其缺点也是容易破碎。

4. 抽气罐　用青、链霉素药瓶或类似的小药瓶，将瓶底切去磨平、磨光滑，瓶口的橡胶塞须保留完整，以便于抽气时使用。现有用透明塑料制品上面加置活塞，便于抽气。这种罐亦易破碎。

（二）按照使用方法

1. 按排气方法分类　火罐、水罐、抽气罐、挤压罐。

2. 按拔罐形式分类　单罐、多罐、闪罐、留罐、走罐（推罐）。

3. 按综合运用分类　药罐、针罐、刺血（刺络）拔罐。

二、拔罐的方法

（一）火罐法

属于传统方法，它利用燃烧时的热力，排去空气，使罐内形成负压，将罐具吸着于皮肤上。分为投火法、闪火法、贴棉法及架火法四种。

1. 投火法　用蘸有 95% 乙醇的棉球（注意，不可蘸得太多，以避免火随乙醇滴燃，烧伤皮肤）或纸片，点燃后投入罐内，迅速扣在所选的区域。扣时要侧面横扣，否则易造成燃烧的棉 球或纸片烧伤皮肤。

2. 闪火法　用镊子夹住乙醇棉球，点燃后，在罐内统一圈，立即抽出，将罐扣在施术部位上。

3. 贴棉法　将边长 2 cm 正方形的乙醇棉片贴敷于火罐内壁底部，点燃后迅速扣于穴区。

4. 架火法　用一不易燃烧及传热的块状物，上置一乙醇棉球，放在穴区，点燃后，扣以火罐。

上述各法中，以闪火法和架火法最为安全，用得较多。但闪火法要求动作熟练，否则火罐往往不易拔紧；在闪烧时不可烧燎罐口，以免烫伤皮肤；点燃的乙醇棉球不可太湿，否则易着火伤人皮肤。架火法吸力虽大，然而操作较为烦琐。各人可以根据自己所熟悉的方法运用。

（二）煮罐法

此法一般适用于竹罐。将竹罐倒置于沸水或药液之中，煮沸 1～2 分钟，然后用镊子夹住罐底，颠倒提出液面，甩去水液，趁热按在皮肤上即可吸住。药液可根据病情需要自行调整。

（三）抽气法

这是现代发展起来的方法。由两部分组成。一为抽吸器，一为不同型号的带有活塞的塑料罐具。使用时先将罐具放在所拔穴区，抽吸器插入罐顶部的调节活塞，以手指反复拉动的方式，将罐内气体排出，至所需的负压后，取下抽吸器。取罐时，只要将罐顶的塑料芯向上一拔即可。抽气罐法不用火力而用机械力，不仅不会造成烫伤等意外事故，而且还可根据患者体质、病情及部位调节吸拔的程度。

三、拔罐的操作方法

（一）留罐法

最常见的吸拔形式。是指罐具吸着之后，停留 5～20 分钟再取掉。面部及皮肤比较娇嫩的部位，留罐时间宜短，肌肉丰厚的部位可长一些。一般以局部显现红润或瘀斑为宜。注意，留罐时间太长施术部位会出现水泡，可涂以甲紫溶液，必要时加以包扎，多在数日内吸收结痂，不留瘢痕。留罐法适于火罐治疗的各种病症。

（二）闪罐法

罐具吸着之后，立即取下，如此反复多次，直至局部潮红或出现瘀斑为止。多用于局部麻木和生理功能减退的病症。

（三）走罐法

又称为推罐法。多用于病灶面积较大，肌肉丰厚的部位。先在该部位擦上一层凡士林或植物油脂，选择罐口光滑的玻璃罐（多选中等型号），将罐吸上后，左手紧接扣罐部位上端的皮肤，使之绷紧，右手拉罐向下滑移，达到一定距离后，再将左手按紧下端皮肤，右手拉罐向上滑移。如此进行上下或左右反复推拉数次，至皮肤潮红为止。本法常用于腰背部肌肉劳损等病症。

（四）刺络拔罐法

也称絮刺法。拔罐前，先在穴区用消毒三棱针或皮肤针点刺或叩刺，然后拔罐留罐10～15 分钟。去罐后，拭去血迹。本法适用于各种扭挫伤及疼痛固定的肌肉疾病。

以上各种方法，一般留罐 10～15 分钟，待留罐部位的皮肤充血、瘀血时可将罐取下。若罐大吸拔力强时可适当缩短留罐的时间以避免起泡。

四、拔罐的保健作用和使用范围

1. 保健作用　拔罐具有行气活血、疏经活络、消肿止痛、祛风散寒、调理脏腑虚实、活血化瘀的作用。

2. 使用范围 常用于治疗腰背痛、颈肩痛、风湿痛、落枕、感冒、咳嗽、消化不良、眩晕、失眠、更年期综合征以及部分皮肤病等。

五、辨证虚实有效施罐

（一）体质辨识

1. 体虚观舌 舌头瘦而小，舌头薄而白，舌色淡或者舌边有齿痕等，一般为虚证。

2. 体实观舌 舌头大而有力，舌苔厚而黄，舌色深者多为实证。

3. 血瘀体质观舌 舌头、嘴唇甚至手脚指甲都是紫的颜色，则多属于血瘀的范畴。

（二）对证施罐

1. 体实者 可以选择背后脊柱两侧的膀胱经用排罐法来进行调理。排罐就是沿着膀胱经的分布拔上一排罐子。罐子排的密集些，叫密排法。罐子排布的稀疏一些，叫疏排法。可以一周做三到四次，每次时间可以延长到 15 ~ 20 分钟，切忌时间不宜过长。

2. 体虚者 可以选择足三里、脾俞、关元和肾俞这四个穴位来作为保健穴位。每周拔罐一到两次，每次 10 分钟左右，坚持 7 ~ 10 天。在拔罐之前，最好先用温水把要拔的罐子加热后再施罐，其补益的效果会更佳。

3. 血瘀体质者 可以选用胸前的膻中穴、背后的膈俞穴、和手臂上的内关穴作为保健穴位。还可以结合舌苔的多少来辨别身体的虚实，结合上述的取穴和方法来进行保健。

六、施罐后皮肤变化的意义

1. 紫黑而暗 说明行经不畅有血淤。

2. 发紫并伴有斑块 说明寒凝血淤。

3. 呈散在紫点状 说明气滞血淤。

4. 鲜红而艳 说明阴虚，气血两虚或阴虚火旺。

5. 红而暗 说明血脂高，且有热邪。

6. 灰白，触而不温 说明虚寒或湿邪。

7. 表面有皮纹或微痒 说明风邪或湿症。

8. 罐体内壁有水气 说明有湿气。

9. 出现水泡 说明体内湿气重，如果水泡内有血水，是湿热毒的反应。

七、拔罐的注意事项

1. 施术部位和体位 肌肉丰满，毛发较少；体位舒适，拔上罐后不要移动体位。

2. 拔罐要领 稳、准、轻、快。

3. 禁忌部位 皮肤有溃疡、感染、肿瘤、疤痕、静脉曲张、过敏处；五官部位、大血管处、心尖冲动处；孕妇腰骶与腹部。

4. 禁忌证 拔罐过程中和拔罐后都要注意保暖，拔罐后不要洗冷水澡。

总之，拔得时间不是越长越好，拔火罐后不宜马上洗澡，胸口、肚子不宜拔，不宜同一位置反复拔。有出血倾向的疾病禁用。如血小板减少症、白血病、过敏性紫癜。新伤骨折、瘢痕、恶性肿瘤、局部静脉曲张、体表大血管处、局部皮肤弹性差者禁用。伴有心、肾、肝严重疾病及高热抽搐者禁用。皮肤过敏、外伤、溃疡处禁用。妇女月经期下腹部慎用，妊娠期下腹部、腰骶部、乳房处禁用。五官部位，前后二阴部位不宜用。酒醉、过饱、过饥、过劳、大渴、大汗、大出血等禁用。

第六节　刮痧与保健

扫码"学一学"

案例讨论

案例：张先生，27 岁，软件工程师，长期伏案工作。自诉伏案工作超过 20 分钟就会感觉到颈、背酸胀不适，而且有紧绷感，若工作时间太长的话还会出现头痛不适。

问题：1. 张先生可以采用什么保健方法治疗这种症状？

2. 这种治疗方法有什么禁忌证？

刮痧始于石器时代，在砭石的基础上演变、改进而发展起来的一种有效的物理刺激疗法，至今已经有 2000 余年历史。是祖国医学的重要组成部分。

"痧"指的是体内气血瘀积、阻塞。刮痧又称"刮治"，古称"菱法"，发展至清代始命名为"刮痧法"。刮痧源于民间，具有操作简便、易学易懂、经济安全、取效迅捷、易于普及的特点，在防病治病，保健强身中发挥着越来越大的作用。

一、刮痧的常用器具

1. 刮痧板的材质　刮痧板一般由牛角、砭石、陶瓷、玉石等质地坚硬的材质制成的板状器具；民间常用工具则有铜钱、陶瓷、玉石、棉线等。

2. 刮痧板的形状

（1）保健多用厚面（弧形）。

（2）治疗多用薄面（直线形）。

（3）点按穴位用棱角形。

（4）手指、足趾、脊柱或其他骨骼表则用凹面（曲线形）。

二、刮痧的介质

1. 水剂　温开水或凉开水。

2. 植物油

3. 刮痧油　芳香挥发油与植物油提炼浓缩而成，具有祛风除湿、行气活血、开窍、止痛等功效。

4. 刮痧活血剂　含血竭、白芷、红花、麝香、穿山甲等药物成分，活血化瘀、通络止痛作用较强。

5. 其他　液体石蜡、滑石粉、凡士林等。

三、刮痧对养生保健的作用

1. 疏通经络，行气活血。

2. 清热解毒，安神定惊。

3. 软坚散结，消肿止痛。

4. 扶正祛邪，调节阴阳。

（1）通过腧穴、经络和刮痧的刺激而实现。

（2）作用具有双向良性调节的特点。

刮痧本身偏重于泻邪，以治疗实证为主，但通过经络、脏腑的调节作用，也能促进低下的功能恢复正常，而有补虚的效应。

四、刮痧的方法

1. 握持刮痧板方法 一般为单手握板，将刮痧板放置掌心，一侧由拇指固定，另一侧由食指和中指固定，或由拇指以外的其余四指固定。刮痧时利用指力和腕力使刮痧板与皮肤之间约呈45°为宜。

2. 刮痧的次序 选择刮痧部位顺序的总原则为先头面后手足，先胸腹后背腰，先上肢后下肢，逐步按顺序刮痧。

3. 刮痧的方向 总原则为由上向下，由内向外，单方向刮拭，尽可能拉长距离。胸部正中应由上向下，肋间则应由内向外；背部、腰部、腹部则应由上向下，逐步由内向外扩展。

4. 刮痧的时间 包括每次治疗时间、刮痧间隔和疗程。

（1）每个部位一般刮拭 20 ~ 30 次，通常一个患者选 3 ~ 5 个部位；局部刮痧一般刮拭 10 ~ 20 分钟，全身刮痧宜 20 ~ 30 分钟。

（2）两次刮痧之间宜间隔 3 ~ 6 天，或以皮肤上的痧退、手压皮肤无痛感为宜；若病情需要，或刮痧部位的痧斑未退，不宜在原部位进行刮拭，可另选其他相关部位进行刮拭。

5. 刮痧的程度 包括刮拭的力量强度和出痧程度。

（1）刮痧时用力要均匀，由轻到重，以能承受为度。

（2）一般刮至皮肤出现潮红、紫红色等颜色变化，或出现粟粒状、丘疹样斑点，或片状、条索状斑块等形态变化，并伴有局部热感或轻微疼痛。对一些不易出痧或出痧较少的患者，不可强求出痧。

总之，刮痧方法的操作要领概括为"五度一方向"，五度指角度：刮板与刮拭方向保持 45° ~ 90°进行刮痧。长度：刮痧部位刮拭时应尽量拉长，如背部每条 6 ~ 15 cm。力度：力量适中均匀。速度：适中。程度：一般刮拭 20 次左右，以痧痕为度，停止刮拭。如不出痧或出痧少，不可强求。一方向指刮拭方向总原则：①一般以头部、颈部、背部、胸部、腹部、上肢、下肢为顺序，从上到下，从内到外；②单方向刮拭，不宜来回；③刮好一部位（经络），再刮另一部位（经络）。

五、刮痧的注意事项

1. 一定要先在施术部位涂抹一定量的介质后进行。这样不仅可以减少刮板与皮肤的摩擦，降低对皮肤的损害，而且更可以增强渗透力，加大治疗功效。

2. 在患者体表施术时，施术者应根据患者的自身和疾病的特点掌握力度和控制时间进行刮痧治疗。

（1）体质较强、病属实证、病情较重的患者用力稍重，时间稍长些；体质虚弱，病属虚证、病情稍轻的患者用力则轻些，时间短些。

（2）治疗操作时还要密切观察患者局部情况和注意询问患者的主观感受。

（3）对于某些血液疾病，传染性疾病，脏器严重受损等特殊情况的患者不应使用刮痧疗法，或在医生严格指导下进行。

六、刮痧后"痧痕"的意义

通过刮治，皮肤便会对这种刺激产生各种各样的反应，主要是颜色（肤色）和形态的变化，这种现象称之为"痧痕"。

1. 痧色鲜红，呈点状，多为表证，病程短，病情轻，预后多良好。

2. 痧色暗红呈片状或瘀块，多为里证，病程长，病情重，预后差。

3. 随着刮痧的治疗，痧痕颜色由暗变红，由斑块变成散点，说明病情正在好转，治疗是有效的。

4. 一般来说无病者或属减肥、美容及保健刮拭者，多无明显痧痕。

本章小结

本章主要介绍了经络的组成及常用的几种中医养生的保健方法，主要有面诊、手诊、按摩、拔罐、刮痧等。

1. 经络系统由经脉和络脉组成，其中经脉包括十二经脉、奇经八脉，以及附属于十二经脉的十二经别、十二经筋、十二皮部；络脉包括十五络脉和浮络、孙络。十二经络分别对应十二个时辰，因此，经络与养生密切相关。

2. 面诊和手诊都是通过面部或手部的外部观察，初步判断内在脏腑所存在的问题，判断此人的健康状态及疾病的轻重缓急，用以观察人的精、气、神之盛衰。

3. 按摩、拔罐、刮痧是中国起源很早的几种治病防病的养生术，是我国劳动人民在长期与疾病斗争中逐渐总结认识和发展起来的保健和治疗方法。按摩通过推、擦、揉、搓、按、拍击、抖、滚等手法以促进血液循环来预防和治疗疾病、养生保健的一种方法；拔罐具有行气活血、疏经活络、消肿止痛、祛风散寒、调理脏腑虚实、活血化瘀的作用；刮痧具有疏通经络，行气活血；清热解毒，安神定惊；软坚散结，消肿止痛；扶正驱邪，调节阴阳的作用。

⑦ 思考题

1. 什么是经络？经络系统由什么组成？经络的生理功能是什么？

2. 什么是面诊？面诊的主要内容有哪些？面部色泽变化可能出现哪些健康提示？

3. 什么是手诊？手诊的主要内容有哪些？不同颜色的指甲可能存在哪些异常？

4. 什么是按摩？按摩的禁忌有哪些？不同手法的作用分别是什么？

5. 什么是拔罐？拔罐后皮肤变化有什么意义？拔罐的注意事项有哪些？

6. 什么是刮痧？刮痧后皮肤变化有什么意义？刮痧的注意事项有哪些？

📝 实训二　经络实训任务工单

班级		姓名		实训日期		
实训项目	认识经络	指导教师			学时	

一、实训目的

通过经络与养生的学习，掌握十二经脉的组成、起至及体表循行路线；掌握时辰与经络养生的关系。

二、准备工作

1. 经络穴位挂图。
2. 经脉循行图。

三、实训步骤

1. 十二经脉的循行走向规律：手三阴经从胸走手，手三阳经从手走头，足三阳经从头走足，足三阴经从足走腹胸。
2. 十二经脉循行走向与交接规律图。
3. 时辰与经络养生的关系（背诵时辰养生歌诀）

   时辰养生歌诀

   寅时天亮便起身，喝杯开水楼下行。
   定时如厕轻如许，卯时晨练最宜人。
   辰时看书戏幼孙，巳时入厨当灶君。
   午时进餐酒少饮，未时午休要抓紧。
   申时读报写诗文，酉时户外看流云。
   戌时央视新闻到，闭目聆听好养神。
   亥时过半快洗漱，子时梦中入画屏。
   丑时小解一时醒，轻摩"三丹"气血盈。
   脉络通畅心如水，一觉睡到金鸡鸣。

四、结果记录

十二经脉的循行走向规律	
十二经脉循行规律及交接规律	

五、结果评定

1. 能否说出十二经脉名称。
2. 能否说出十二经脉循行规律及交接规律。
3. 能否背诵时辰养生歌诀。

评定人：　　　　　　日期：

📝 实训三　面诊与保健任务工单

班级		姓名		实训日期		
实训项目	面诊	指导教师			学时	

一、实训目的

通过面诊实训，了解面诊原理及注意事项；熟悉面部与人体脏腑的对应关系；掌握面部色泽、部位与健康的关系。

续表

二、准备工作

1. 操作人员：调息，观察室通风、保暖、照明（尽量在自然光线下进行）等准备。
2. 患者：调息，面容准备（注意不得化妆）、心理准备。

三、操作步骤

1. 做好相关面诊准备。
2. 对病患做好面诊的解释。
3. 根据面部分区，先中心的后四周进行面部色泽观察，并根据面部色泽、斑点的变化了解病患的健康信息。
4. 观察前额是否有异常，判断与机体健康的关系。
5. 观察鼻部异常有异常，判断与健康的关系。
6. 观察口唇及唇周异常有异常，判断与健康的关系。
7. 面诊完毕，做好相关记录。

四、观察记录

前额	
鼻部	
口唇	

五、结果评定
1. 能否根据面部异常，正确判断机体的健康状况；
2. 能否根据面部色泽异常，正确判断机体的健康状况。

评定人：　　　　　　日期：

实训四　手诊与保健任务工单

班级		姓名		实训日期	
实训项目	手诊		指导教师		学时

一、实训目的

通过手诊实训，了解手诊原理及注意事项；熟悉手与人体脏腑的对应关系及正常手掌的特征；掌握手形、指甲、掌纹、指纹异常与机体健康关系。

二、准备工作

1. 操作人员：调息，观察室通风、保暖、照明（尽量在自然光线下进行）等准备。
2. 患者：调息、手部准备（净手、干燥）、心理准备。

三、操作步骤

1. 准备好相关手诊准备。
2. 做好观察者手部清洁工作，夏天需防手部有汗，冬天需防手部过凉。
3. 观察指甲色泽变化，判断与健康的关系。
4. 观察手指异常变化，判断与健康的关系。
5. 观察手形、指形异常变化，判断与健康的关系。
6. 观察掌纹、指纹异常变化，判断与健康的关系。
7. 面诊完毕，做好相关记录。

四、结果记录

指甲	
手指	
手形	
掌纹	

续表

五、结果评定

1. 能否根据指甲色泽异常，正确判断机体的健康状况；
2. 能否根据手指、指纹异常，正确判断机体的健康状况。
3. 能否根据手形、指形、掌纹异常，正确判断机体的健康状况。

评定人：　　　　　　　日期：

📝 实训五　按摩与保健任务工单

班级		姓名		实训日期	
实训项目	按摩	指导教师		学时	

一、实训目的

通过按摩的操作练习，熟悉常用的按摩方法及其作用；熟悉各种按摩的基本作用；掌握按摩的动作要领。

二、准备工作

1 评估
（1）了解当前主要临床表现、伴随症状及既往患病情况。
（2）判断需要选择一种或几种按摩手法。
（3）对按摩的了解和对按摩力度的耐受程度。
（4）心理状况。
2 准备
（1）操作人员：洗手，核对，确认。
（2）物品：按摩床单、垫巾、按摩服，必要时准备润滑剂、屏风等。

三、实训步骤

1. 准备相关用品，铺好床单，做好按摩准备。
2. 技师手部清洁，夏天需防手部有汗，冬天需防手部过凉。
3. 合理安排好患者按摩体位，暴露按摩部位，注意保暖。
4. 了解患者的主要不适并解释按摩的注意事项。
5. 观察按摩部位，是否有皮肤损伤、疖肿等不适应按摩的情况
6. 运用适当力度和恰当手法，对选择好的部位运用相适应的手法进行按摩。
7. 按摩过程中，均匀用力，力度由轻缓缓加重，并询问患者是否耐受、舒适。询问患者有无不适，调整手法力度。
　　按摩时需要铺垫巾，手部不要直接接触患者身体皮肤。
8. 按摩完毕，协助患者衣着，安置舒适体位，礼嘱注意事项。
9. 清理用物，做好记录并签字。

四、结果记录

按摩前患者感受	
按摩后患者感受	

五、结果评定

1. 按摩方法、部位的选择是否正确，按摩的力度、各种手法的交叉运用是否恰当。
2. 患者是否感觉舒适，症状有无缓解。

评定人：　　　　　　　日期：

实训六　拔罐实训任务工单

班级		姓名		实训日期	
实训项目	拔罐训练	指导教师		学时	

一、实训目的

通过拔罐法操作练习，熟悉常用的拔罐方法及其运用；熟悉各种拔罐器具的形状、操作；掌握单火罐吸拔法，其中重点掌握闪火法；掌握起罐法，手法轻巧。

二、准备工作

1 评估
（1）评估病情，选择合适的拔罐法（闪火、留罐）。
（2）评估患者体质、局部皮肤状况，选择合适的拔罐部位和火罐。
（3）评估患者心理。
（4）评估环境（温度、隐私）。
2 准备
（1）操作人员：仪表，洗手，核对，确认。
（2）物品：治疗车、治疗盘、治疗卡、95%乙醇棉球球、血管钳、火罐（大中小号依所拔部位准备，检查罐口边缘及罐身）、打火机、治疗碗（盛水）、浴巾、纱布罐等。

三、实训步骤

1. 备齐物品至床边。
2. 核对、解释。
3. 取舒适体位，暴露并选择拔罐部位，注意保暖和遮挡。
4. 拔罐前再次检查罐口边缘是否光滑、罐身是否无裂缝及破损。
5. 点火：用止血钳夹住酒精棉球点燃，在罐壁中心绕1~3圈后立即退出，迅速将罐扣在需拔部位，轻轻摇动罐体，检查火罐是否吸附牢固。
6. 灭火：将点燃的乙醇棉球放入装水的治疗碗中，安全熄火。
7. 留罐：拔罐后一般留罐10~15分钟，待局部皮肤充血，出现皮下瘀血时应起罐。
8. 观察：留罐时观察罐口的吸附情况、皮肤颜色及患者全身情况。
9. 起罐：一手扶住罐体，一手以拇指或食指按压罐口皮肤，待空气进入罐内即可起去，观察患者皮肤状况，用纱布轻轻擦拭皮肤。
10. 整理床单，安置舒适体位，处理用物，洗手、记录、签名。

四、结果记录

拔罐前患者的感受	
拔罐后患者的感受	

五、结果评定

1. 火罐吸附是否牢固。
2. 患者局部皮肤是否出现紫红，有无烧伤、烫伤。
3. 患者是否感觉舒适，症状有无缓解。

评定人：　　　　　　日期：

实训七　刮痧实训任务工单

班级		姓名		实训日期	
实训项目	刮痧	指导教师		学时	

一、实训目的

通过刮痧法操作练习，熟悉常用的刮痧方法及其运用；熟悉各种刮痧器具的形状、操作；掌握刮拭要点。

续表

二、准备工作

1 评估
（1）当前主要症状、临场表现及既往史。
（2）体质对刮痧部位皮肤情况。
（3）对疼痛的耐受程度。
（4）心理状况。
2 准备
（1）操作人员：仪表，洗手，核对，确认。
（2）物品：治疗盘、刮具（牛角刮板、瓷匙等）、治疗盘内盛少量清水或药液，必要时备浴巾、屏风等物。

三、实训步骤

1. 备齐用物，携至床旁，做好解释，核对医嘱。
2. 协助患者取合理体位，暴露刮痧部位，注意保暖。
3. 遵医嘱确定刮痧部位。
4. 检查刮具边缘是否光滑、有无破损，以免划破皮肤。
5. 治疗过程中，用力均匀，蘸湿刮具在确定的刮痧部位从上到下刮擦，方向单一，皮肤呈现出红、紫色瘀点为宜。
6. 询问患者有无不适，观察病情及局部皮肤颜色变化，调解手法力度。
7. 刮痧完毕，清洁局部皮肤后，协助患者衣着，安置舒适卧位。
8. 清理用物，做好记录并签字。

四、实训记录

刮痧前患者的感受	
刮痧后患者的感受	

五、结果评定：

1. 刮拭要领、次序、方向、时间及程度是否达到标准。
2. 患者局部皮肤是否出现痧痕。
3. 患者是否感觉舒适，症状有无缓解。

评定人：　　　　　日期：

（庄艳姗　万　能）

第四章 日常监测与保健

知识目标

1. **掌握** 高血压的定义及诊断标准；血糖的监测及诊断标准。
2. **熟悉** 高血压的分类及影响因素；血糖的影响因素。
3. **了解** 中医对高血压的认知。

能力目标

1. 能够正确使用血压计测量血压；使用血糖仪监测血糖。
2. 能够判别血压、血糖是否正常。

第一节 高血压监测及其保健

扫码"学一学"

案例讨论

案例： 张先生，55 岁，办公室职员，身高 170 cm，体重 90 kg，平时不喜运动，每天抽烟一包以上，喜欢食用动物性食物，水果蔬菜食用较少。今年体检发现其收缩压达 145 mmHg，舒张压 90 mmHg。

问题： 根据张先生的身体状况，为其设计制订膳食指导方案，以改善健康状况。

高血压是指以体循环动脉血压（收缩压和/或舒张压）增高为主要特征（收缩压≥140 mmHg，舒张压≥90 mmHg），可伴有心、脑、肾等器官的功能或器质性损害的临床综合征。高血压是最常见的慢性病，也是心脑血管病最主要的危险因素。

当前，我国高血压患病人数约达 2.7 亿，包括脑卒中、冠心病、心力衰竭、肾脏疾病在内的高血压严重并发症致死率高，已成为我国家庭和社会的沉重负担。然而，高血压可防可控。研究表明，降压治疗可降低脑卒中风险 35%～40%，降低心肌梗死风险 20%～25%，降低心力衰竭风险超过 50%。因此，预防和控制高血压，是遏制我国心脑血管疾病流行的核心策略。

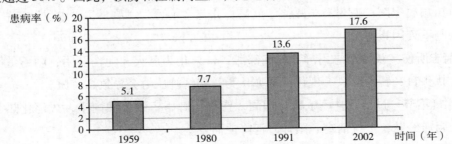

中国第四次全国高血压调查 15 岁以上人群高血压患病率

一、高血压分类及诊断

临床上高血压可分为两类：原发性高血压及继发性高血压。

1. 原发性高血压 一种以血压升高为主要临床表现而病因尚未明确的独立疾病，占所有高血压患者的 90% 以上。原发性高血压一般认为与下列因素有关。

（1）遗传因素 30% ~ 50% 的高血压患者有遗传背景。数据表明，双亲中有一人或均患有高血压病者，其子女患高血压病的几率比普通人高 1 ~ 2 倍。

（2）精神和环境因素 长期的精神紧张、激动、焦虑，受噪声或不良视觉刺激等因素也会引起高血压的发生。与精神压力成正相关，与体力活动水平呈负相关。

（3）年龄因素 发病率有随着年龄增长而增高的趋势，40 岁以上者发病率高。

（4）生活习惯因素 膳食结构不合理，如过多的钠盐、低钾饮食、大量饮酒、摄入过多的饱和脂肪酸均可使血压升高。吸烟可加速动脉粥样硬化的过程，为高血压的危险因素。

（5）药物的影响 避孕药、激素、消炎止痛药等均可影响血压。

（6）其他疾病的影响 超重与肥胖、糖尿病、肾脏疾病、妊娠、动脉狭窄、颅脑病变均可引起高血压。

2. 继发性高血压 又称为症状性高血压，在这类疾病中病因明确，高血压仅是该种疾病的临床表现之一，血压可暂时性或持久性升高。

世界卫生组织（WHO）与国际高血压学会（ISH）1999 年的高血压病判断标准与血压分类见表 4 – 1。

表 4 – 1　高血压的诊断标准

分类	收缩压（mmHg）		舒张压（mmHg）
正常血压	<120	和	<80
正常高值	≤140	和（或）	80 ~ 90
1 级高血压	140 ~ 159	和（或）	90 ~ 99
2 级高血压	160 ~ 179	和（或）	100 ~ 109
3 级高血压	≥180	和（或）	≥110
单纯收缩期高血压	≥140	和	<90

亚洲人因体格的关系，应在以上数据基础上减低 5 mmHg 为宜。若患者的收缩压与舒张压分属不同级别时，则以较高的分级为准。

二、中医对高血压的认识

高血压病属中医"眩晕""头痛"范畴，并与"心悸""胸痹""中风"有一定联系。一般认为与下列因素有关。

1. 情志所伤 长期情志不舒，肝气郁滞，日久化为肝火，耗伤肝阴，阴不敛阳，肝阳偏亢，上扰头目，转为肝风。现代医学亦认为长期精神压力会导致高血压。

2. 饮食不节 过食肥甘、咸味、烟酒，皆损伤脾胃，致湿浊内生，久郁化热、灼津成痰，痰浊阻滞经脉，上扰清窍、阻抑升清降浊而发病。

3. 禀赋不足和年老体衰 肾气亏损，肾阴不足，致使肝阳偏亢，化火动风；或年老气虚运血无力，瘀血内生，也是引起高血压的重要因素。明代杨仁奇《直指方》云："瘀滞不行，皆能眩晕。"《医宗金鉴》云："瘀血停滞，神迷眩晕。"说明瘀血也是眩晕的发病机制之一。

高血压病实际上是在综合因素作用下，体内阴阳平衡失调所致。尤其是肝肾阴阳失衡，肝阳失潜；或恼怒焦虑，气火内郁，暗耗阴津，阴不制阳所致。阳亢风动，血随气逆，挟痰夹火、扰动心神，蒙蔽清窍，严重时发生中风昏厥。总之，肝肾亏虚为病之本，阳亢痰瘀为病之标，瘀血内停贯穿高血压病的全过程。

三、血压计的测量方法

血压计一般有电子血压计和水银血压计。电子血压计，操作简便，但是误差比较大，血压测定值的准确性还是由汞柱式血压计，也就是水银血压计测量所得到的更高一些。

（一）电子血压计的测量方法

1. 在测量血压之前的 20 分钟，可以上一下厕所，憋尿会对血压有一定的影响，之后就是坐在桌边，不要运动、抽烟等。

2. 待 15 分钟后，心情放松，然后把电子血压计的袖带空气排尽后，绑在左臂或者右臂上，注意，与心脏平齐。而且不能有毛衣等厚的衣服，袖带要与肌肤接触或只能有一个薄的衣服（衣服太多会使血压值偏高）。

3. 打开电子血压计的开始按钮进行测量，然后根据电子血压计的说明书看一下测量的时间是多少，具体的视电子血压计说明书为准。（不同型号的时间会有所不同）

4. 在测量过程中，手臂放松，手掌张开，不要握拳。在休息 3 ~ 5 分钟后再次测量一遍，取平均值即为此次测量的结果。测量的时间最好是在起床后的 1 小时或睡觉前的 1 小时为最佳。

（二）水银血压计的测量方法

1. 正确的姿势为血压计应与被测量的手臂、心脏保持同一水平位置。被测者可以选择坐位或卧位进行测量。

2. 打开血压计，扳开开关，使水银柱的读数降至零。将血压计袖带内的空气排尽后，套在手臂的肘关节以上 2 ~ 3 cm 处（以选择左臂测量为好，因为左臂离心脏近，相对测量的数据比较稳定）。

3. 绑好气袖（不要绑太紧或太松），在肘窝内侧摸到肱动脉跳动后，将听诊器听头放在肱动脉上，拧紧气袖上的气阀门，快速打气，至动脉的搏动音消失，接着再打气，使水银柱再上升 20 ~ 30 mmHg。在打气时，测量者应注视血压计的水银柱（注意视线与刻度尽量保持同一水平）。

4. 拧开气阀门，使水银缓缓下降。当听到第一声脉搏跳动的声音，此时显示的读数即为收缩压值。继续边放气边听，直到在某个血压刻度，脉搏声变弱甚至消失，此时显示的血压为舒张压。被测者在测量前要保持心平气和。测量后，应在至少 1 ~ 2 分钟后，进行重测。选择两次的平均值作为所测得的血压值。

5. 血压计使用完毕后，应将血压计向汞瓶右侧倾斜约 45°，将汞完全回流后关闭储汞瓶的开关，以防汞流出。储汞瓶的开关没打开时，切勿向橡皮袋充气、加压。因为袋内有空气时打开储汞瓶的开关，容易导致汞喷出，造成事故。血压计若有问题，应送专业部门修理。血压计应水平放置在平稳牢固处，环境温度 –20～35℃，相对湿度≤80%。

四、高血压的营养指导原则

1. 限制总能量，保持健康体重　总能量减少，体重下降，血清胆固醇及甘油三酯也下降，降低产生高血压的风险。

2. 合理摄入脂类物质　每日脂肪摄入量不要超过总能量的20%～30%，饱和脂肪酸提供能量占总能量的比例 <10%；适当增加多不饱和脂肪酸的摄入量，提倡多食用富含 n–3 多不饱和脂肪酸的深海鱼类；胆固醇摄入量应限制在 200 mg/d 以下。

3. 适量的蛋白质　蛋白质摄入量占总能量的10%～15%，根据体重计算，一般以 1.0 g/(kg·d) 为标准，可以用大豆蛋白质代替部分动物蛋白质。

4. 合适的碳水化合物　总能量的50%～60%为宜，宜选用多糖类的碳水化合物，减少双糖和单糖的摄入量，多吃杂粮，增加膳食纤维的摄入。

5. 限制钠的摄入　高血压患者宜饮食清淡，食盐摄入量≤5 g/d。

6. 其他　多摄入富含膳食纤维、维生素的新鲜蔬菜水果；多吃鱼类；多选用具有降脂作用的食物如大蒜、洋葱、木耳、海带等。戒烟、禁酒，适量饮茶。

7. 积极参加锻炼　长期有规律的有氧运动能改善和增强心血管机能，有效预防心脑血管疾病。

拓展阅读

低血压应该吃什么?

治疗低血压病，饮食疗法也是有力措施之一，可通过逐渐提高病患者的身体素质，改善心血管功能，增加心肌收缩力，增加心排血量，提高动脉管壁紧张度，从而逐步使血压上升并稳定正常水平，消除低血压带来的种种不适症状。

1. 荤素兼吃，合理搭配膳食，保证摄入全面充足的营养物质，使体质从纤弱逐渐变得健壮。

2. 如伴有红细胞计数过低，血红蛋白不足的贫血症，宜适当多吃富含蛋白质、铁、铜、叶酸、维生素B_{12}、维生素C等"造血原料"的食物，诸如猪肝、蛋黄、瘦肉、牛奶、鱼虾、贝类、大豆、豆腐、红糖及新鲜蔬菜、水果。纠正贫血，有利于增加心排血量，改善大脑的供血量，提高血压和消除血压偏低引起的不良症状。

3. 莲子、桂圆、大枣、桑葚等果品，具有养心益血、健脾补脑之力，可常食用。

4. 伴有食少食欲缺乏者，宜适当食用能刺激食欲的食物和调味品，如姜、葱、醋、酱、糖、胡椒、辣椒、啤酒、葡萄酒等。

5. 与高血压病相反，本病宜选择适当的高钠、高胆固醇饮食。氯化钠（食盐）每日需摄足 12～15 g。含胆固醇多的脑、肝、蛋、奶油、鱼卵、猪骨等食品，适量常吃，有利于提高血胆固醇浓度，增加动脉紧张度，使血压上升。

扫码"学一学"

第二节　血糖监测及其保健

👉 案例讨论

> **案例：** 刘阿姨，65岁，退休后和社区的老伙伴们打打太极、到公园健步走，身子骨儿一直挺硬朗。去年外出游玩，不慎跌倒后发生骨折，恢复期间刘阿姨的活动大为受限，为加强营养、更快康复，近半年来每日三餐吃得不少但很容易就饿了，忍不住吃些点心、零食之类的加餐，还感到口渴难耐，饮水量增多，常常憋不住尿，这对骨折后的腿脚显得有些不便。一周前在社区医院做理疗时称体重反而减轻了，刘阿姨顺便测了血糖，空腹为 9.5 mmol/L，她想着可能跟自己不能动又吃得多有关，特地控制了一周饮食，复查空腹血糖下降到了 8.4 mmol/L。
>
> **问题：** 1. 根据以上情况，判断刘阿姨是否患有糖尿病。
>
> 　　　　2. 刘阿姨制订合理的膳食方案。

　　糖尿病是一组以高血糖为特征的代谢性疾病。是由于体内胰岛素的相对或绝对不足，引起糖、和蛋白质代谢紊乱，导致高血糖及糖尿。据统计，2015 年全球 20～79 岁的人中有约 4.15 亿人患糖尿病（患病率 88%），另外有 3.18 亿人糖耐量受损（前期患病率 67%）。中国是全球糖尿病患者第一大国，我国的糖尿病患者数较 2013 年增加了 1120 万，达 1.096 亿，130 万人死于糖尿病及其并发症。但可惜的是，世界卫生组织《糖尿病全球报告》显示，在中国仍有 60% 的患者不知已经患有糖尿病。

一、糖尿病的分类及临床症状

　　糖尿病分为两种，1 型糖尿病及 2 型糖尿病。1 型糖尿病，以往称为胰岛素依赖型糖尿病，约占糖尿病患者总数的 10%，常发生于儿童和青少年，但也可发生于任何年龄，甚至 80～90 岁时也可患病。病因是由于胰岛 β 细胞自身免疫性破坏，自身不能合成和分泌胰岛素；2 型糖尿病，以往称为非胰岛素依赖型糖尿病，约占糖尿病患者总数的 90%，发病年龄多数在 35 岁以后。病因是胰岛素抵抗或胰岛素分泌不足导致。起病缓慢、隐匿，部分患者是在健康检查或检查其他疾病时发现的。

　　糖尿病的临床典型表现为"三多一少"（多食、多饮、多尿、体重减轻）。其他症状还有食欲减退、头昏、嗜睡、乏力、视物模糊等，糖尿病还可引起多种并发症，严重危害着人类的健康与生命。

二、糖尿病的诊断标准

我国目前采用的诊断标准见表 4-2。

三、中医对糖尿病的认识

　　糖尿病属于中医"消渴症"范畴。认为其病因及演变的规律为：阴虚是糖尿病发生的实质，气虚是糖尿病不愈之症结，血瘀是糖尿病并发症的关键，阴阳两虚是糖尿病发展的趋势。

1. 饮食不节 过食肥甘、醇酒厚味，损伤脾胃，脾失健运，酿成内热，消谷耗津，为消渴。

2. 情志不调 五志过极，郁而化火，消烁津液，引发消渴。

3. 房事不节 态情纵欲，肾虚精耗，肾虚固摄无权，精耗则气不化津，故小便多而渴。

4. 热病火燥 火燥之消渴，指天时岁令多火热，或热病燥热所致，热病火燥伤阴引发消渴。

5. 瘀血阻络 热灼、阴伤导致血行黏滞，形成瘀血，表现为血管病变。

6. 脾虚不摄 脾气亏虚，脾不散精，水谷之精微蓄积于血中，致使血糖开高；脾不摄，使水谷精微随小便漏泄于下，而见糖尿。

表 4 - 2　糖尿病诊断标准

项目	血糖（mmol/L）
任意时间	≥11.1
餐后两小时血糖	>7.0
空腹 （禁食 8 小时以上）	3.3 ~ 5.6
OGTT（口服葡萄糖耐量实验） （75 克糖耐量试验，2 小时）	≥11.1

四、糖尿病的发病原因

1. 遗传因素 1 型或 2 型糖尿病均存在明显的遗传异质性。糖尿病存在家族发病倾向，1/4 ~ 1/2 患者有糖尿病家族史。但糖尿病并不能通过基因遗传，遗传的是对糖尿病的易感性。

2. 环境因素 进食过多，体力活动减少导致的肥胖是 2 型糖尿病最主要的环境因素，使具有 2 型糖尿病遗传易感性的个体容易发病。

3. 妊娠激素异常 妊娠时胎盘会产生多种供胎儿生长发育的激素，这些激素对胎儿的健康成长非常重要，但可以阻断母体的胰岛素作用，因而引发糖尿病。妊娠 24 ~ 28 周是这些激素的高峰期，也是妊娠型糖尿病的常发期。

五、血糖仪的使用方法

血糖仪又称血糖计，是一种测量血糖水平的电子仪器。血糖仪从工作原理上分为光电型和电极型两种。电极型血糖仪的测试原理更科学，电极可内藏。

1. 准备好工具，清点一下，是否有遗漏。

2. 从血糖试纸包装盒中取出血糖试纸以及密码卡备好。

3. 从采血针包装盒中取出采血笔以及采血针头备好。（注意：采血针头为一次性使用）。

4. 拧下采血笔调节头，露出采血笔底座，将之前备好的采血针按纹路塞入底座，（确保塞好，否则会影响采血），顺时针拧下采血针上的保护帽。

5. 将采血笔调节头拧回去，并调整采血深度。（有 1 ~ 5 的刻度，逐步加深，一般采用 3、4 即可）。

6. 将采血笔拉杆向后拉一下（确保采血笔侧面蓝色按钮弹出），采血笔准备完毕，放在一边备好。

7. 取出血糖仪，将之前备好的密码卡插入仪器背面。

8. 取出一片血糖试纸，将其插入机器，机器将自动开启。（如果是第一次开启试纸瓶，请记得在瓶身标注开启日期，如果非第一次开启，请确认是否在有效期内）确认机器显示的代码与试纸瓶上标示的代码是一致的，确认完后，将其放在一边备好。

9. 取出之前备好的采血笔，将其紧贴已经用清水洗净的手指，按下采血笔侧面蓝色按钮，针头将会弹出，刺破手指皮肤，血液流出。

10. 将血液流出的地方靠近试纸采样区域，试纸大部分都是虹吸的，放到试纸吸血区就会直接吸进。

11. 机器收到采样信号开始分析，等待数秒后，自动显示结果。

12. 测量完毕，将剩余物品归纳好。

六、糖尿病的营养指导原则

1. 控制总能量的摄入　糖尿病患者总能量控制在同类人群的80%，以淀粉为主要的能量来源。糖尿病患者体重与能量需要量供给关系见表4-3。

表4-3　成人糖尿病每日能量供给量 kJ（kcal/kg·d）

体型	卧床	轻体力劳动	中等体力劳动	重体力劳动
消瘦	84~105（20~25）	146（35）	167（40）	188~200（40~45）
正常	63~84（15~20）	126（30）	146（35）	167（40）
超重	63（15）	84-105（20~25）	125（30）	146（35）

2. 增加多糖摄入　在总能量控制的前提下，适当增加糖类的摄入有利于糖尿病的治疗。由于淀粉、纤维素多糖在体内消化速度慢，因此，糖尿病患者宜多食用粗粮和多糖类食物，如燕麦、玉米、甘薯、荞麦、豆类等，尽量少食用纯糖类食物，如白糖、蜜饯、冰淇淋、糕点、甜饮料等。

3. 增加膳食纤维的摄入　每天摄入约30 g膳食纤维，可有效地降低糖尿病的发病率．

4. 控制脂肪和胆固醇的摄入　心脑血管疾病及高脂血症是糖尿病常见的并发症，因此糖尿病患者的饮食应适当降低脂肪的供给量。脂肪供能比占总能量的20%~30%为宜，其中增加多不饱和脂肪酸的摄入量，限制动物脂肪和胆固醇的摄入，建议饱和脂肪酸、单不饱和脂肪酸、多不饱和脂肪酸之间的比例为1∶1∶1，少食胆固醇含量较高的食物，如动物内脏、鱼子、蟹黄、蛋黄等。

5. 选用优质蛋白质　糖尿病患者糖异生作用增加，蛋白质消耗增加，呈负氮平衡，应当适当地增加蛋白质的供给，多摄入大豆、鱼、禽、瘦肉等食物，优质蛋白质应占总蛋白质的1/3以上。

6. 提供丰富的维生素和无机盐　糖尿病患者在日常生活中，应多选用新鲜的果蔬补充维生素和矿物质，摄入水果较多时应注意代替部分主食。

7. 其他　食物多样化，患者每天食用的食物种类包含谷类、蔬菜、水果、大豆、奶、瘦肉、蛋、脂类等。合理安排进餐时间，少量多餐，防止一次进食量过多。

拓展阅读

糖尿病日常预防招数

1. 少食多餐 每隔4~5小时就吃一次东西，通过缩短摄入食物的间隔，可以使大脑和身体保持稳定的能量来源，防止血糖水平下降。被诊断患有低血糖的人更应该每隔两、三个小时就吃一次东西。

2. 少吃过于精细的碳水化合物 可乐、糖果、果汁、果酱等容易使你的血糖水平激增，从而导致情绪不稳和疲倦感。此外那些过于精细的碳水化合物如白面包、饼干、硬面包圈等也很容易代谢成糖分，导致同样的后果。

3. 将高质量的碳水化合物与少脂肪的蛋白结合起来 蛋白与高纤维的碳水化合物——尤其是富含可溶纤维的碳水化合物，如燕麦、大麦、某些水果和蔬菜，可以减缓糖在血液中的吸收，从而使血糖升高速度减缓，稳定情绪。

4. 补充一些"开心的"营养成分 $\omega-3$脂肪酸被认为是一种有效对付抑郁的化学物质。大脑是$\omega-3$脂肪酸集中的地方，它可以增加血清素的分泌，帮你解忧。大马哈鱼、沙丁鱼、亚麻籽、核桃等食物中的$\omega-3$脂肪酸含量都较高，你也可以吃$\omega-3$强化蛋或者服用鱼油来补充。

本章小结

本章主要介绍了日常身体健康监测护理的方法，高血压及血压计的使用、血糖及血糖仪的使用。

1. 高血压是指收缩期舒张期血压持续增高，当收缩压大于140 mmHg和（或）舒张压大于90 mmHg时，即为高血压。它分为原发性高血压和继发性高血压。影响高血压的膳食因素主要有超重和肥胖、高钠低钾的膳食、脂肪酸的种类等。血压计一般有电子血压计和水银血压计两种，正确使用血压计有助于日常血压监测，预防心脑血管疾病。

2. 糖尿病是胰岛素分泌的缺陷或胰岛素作用障碍，导致的一组以慢性高血糖为特征的代谢性疾病，它的主要发病特征是"三多一少"，即多饮、多尿、多食和体重下降。糖尿病的发生与饮食、遗传、自身免疫及环境因素有关。它主要分为1型糖尿病、2型糖尿病及妊娠糖尿病三种。糖尿病的营养指导原则是，一是控制总能量，二是合理膳食，同时注意加强运动。糖尿病日常可以通过血糖仪进行监测，根据血糖水平及时调整饮食。

思考题

1. 高血压的诊断标准是多少？
2. 影响高血压发病因素有哪些？
3. 高血压人群饮食指导原则有哪些？
4. 糖尿病如何分类？
5. 影响糖尿病发病的主要原因有哪些？

实训八　人体体格测量与营养状况评价

一、测量的意义

使学生掌握营养评价中常用的人体形态、体格测量方法及注意事项，熟悉有关器械的使用和校正方法。

二、原理

身体的生长发育和正常体形的维持不但受遗传因素的影响，更重要的是受营养因素的影响，所以常常把身长、体重以及体形方面的测量参数用作评价营养状况的综合观察指标。

三、测量工具

软尺、体重秤、身高测试仪、皮褶计

四、测量指标

体重；身长；胸围；上臂围、上臂肌围；皮褶厚度等。

五、测量方法

1. 体重　被测者在测量之前 1 小时内禁食，排空尿液粪便。测量时脱去衣服、帽子和鞋袜，只着背心（或短袖衫）和短裤，安定地站（坐或卧）于秤盘中央。读数以 kg 为单位，记录至小数点后两位。

2. 身高　测量身高应当固定时间。一般在上午 10 时左右，此时身长为全日的中间值。

3. 胸围　成人取立位，两手自然平放或下垂。取平静呼吸时的中间数读至 0.1 cm。

4. 上臂围　左臂自然下垂，用软尺先测出上臂中点的位置，然后测上臂中点的周长。

5. 皮脂厚度　测量一定部位的皮褶厚度可以表示或计算体内脂肪量，脂肪的变动与热能供给十分密切。

（1）三头肌部　左上臂背侧中点上约 2 cm 处。测量者立于被测者的后方，使被测者上肢自然下垂，测定者以左手拇指及食指将皮肤连同皮下组织捏起、然后从拇指下测量 1 cm 左右之皮脂厚度。

（2）肩胛下部　左肩胛骨下角下方约 2 cm 处。上肢自然下垂，与水平成 45°测量。

（3）腹部　用左手拇指及食指将距脐左方 1 cm 处的皮肤连同皮下组织与正中线平行捏起呈皱褶，不要用力加压，在约距拇指 1 cm 处的皮肤皱褶根部，用皮褶计测量。

一般要求在一个部位测定 3 次，取平均值。将结果记录在下表中。

皮褶	皮褶厚度（mm）	平均皮褶厚度（mm）
三头肌部		
肩胛下部		
腹部		

六、营养评价依据

可以根据体格测量评价参考数值所列的正常参考值进行评价。除此之外，还可以用测量的数据进行必要的计算，然后进行评价。

1. 标准体重　标准体重＝身长（cm）－105。

2. 体质指数（BMI）

$$BMI（体数）= \frac{体重（kg）}{身高^2（m）}$$

体质指数是国际较常用的人体测量指标，判断标准如下。

	消瘦	正常	超重	肥胖
男	<20	20～25	25～28	>28
女	<19	19～24	24～27	>27

3. 皮褶厚度　用来表示皮下脂肪的厚度，为防止误差应选择 3 个或 3 个以上测量的部位，多选择肩胛下、肱三头肌、脐旁 3 个测量点。以平均值作判断标准。

	消瘦	正常	肥胖
男	<10 mm	10～40 mm	>40 mm
女	<20 mm	20～50 mm	>50 mm

七、注意事项

1. 所用测量仪器须经过严格校准，器械误差在允许范围内。

2. 被测者保持正确的测量姿势；按规定的测量点和测量方法测量，记录数值精确到小数后一位。

3. 统一测量时间和记录方法。

八、测量数据记录

姓名	性别	年龄	体重	身高	胸围	上臂围	皮褶厚度

九、营养评价及建议

标准体重；BMI（体质指数）；皮褶厚度。

（张榕欣　唐林志）

第五章　食疗的基础知识

📖 **知识目标**

1. **掌握** 中医食疗的特点；食物性味的特点；食物配伍的原则；整体观和辨证施膳的基本原则；食疗法主要法则；饮食有节的两层含义。
2. **熟悉** 中医食疗的含义；食物的归经；平衡膳食的意义；整体观和辨证施膳的应用；常用食疗的作用及制法；个人卫生、环境卫生的注意事项及控制措施。
3. **了解** 中医食疗的发展；食物搭配的禁忌；食物的类型；食疗法主要法则与食物搭配；食品标签的阅读方法。

📝 **能力目标**

1. 能够判断食物疗法的方法；判断常见食物的性味；掌握食物配伍的方法。
2. 能够判别食物疗法与药物疗法的区别与联系；常见食物的归经；对食物进行合理利用。

第一节　中医食疗的起源和发展

扫码"学一学"

👉 **案例讨论**

　　案例：在很久以前，有一个小姑娘因自幼父母双亡，而被迫到一个财主家打长工。每天只能挖野菜和草根吃。偶然间，她发现长着一些开着淡绿色小花的不知名植物，每当干活饿了的时候，她便吃这东西，不知不觉地吃了好几年。最后她出落成一个亭亭玉立的大姑娘。

　　华佗知道后，便把这不知名的植物带回家中研究。研究发现，这种植物性味甘、平，具有补脾益肺、养阴生津之功效，可用于治疗体虚瘦弱、气血不足。后来，华佗就把它改称"黄精"，并一直沿用至今。

　　问题：小姑娘是依靠什么变得体格健壮、苗条丰满的？

　　中医食疗在我国有着悠久的历史和广泛的群众基础。远古时期的人类在与大自然搏斗以求生存的过程当中，不断发现可以充饥的动植物，用以维持生命活动。那时人们还没有能力把药物和食物进行严格的区分。随着时间的推移，人类生活、生产经验的不断提高，同时在与各种疾病做斗争的过程中，逐步将它们分为药物和食物。至今还有不少种类在药、食之间没有严格的区分，如大枣、山药、百合等，故在民间广泛流传着"医食同源""药食同源"的说法。中医食疗的形成也是人们防病治病和强身健体的必然产物，它伴随着中医药学的发展，逐渐成为一门深受群众喜爱的学科。

因此，中医食疗学是一门古老而新兴的学科。中医食疗学是在中医药理论指导下，研究食物的性能、食物与健康的关系，并利用食物维护健康、防治疾病的科学。它是建立在古代食疗本草学和有关"食疗"的理论知识、临床经验基础之上的。从其学术思想之萌芽、发展到学科体系的形成，经历了一个漫长的历史时期。

一、中医食疗的概念及特点

1. 概念　食物疗法，即所谓的"食疗"或"食治"，所谓食疗，是指食治，即用食物来防病治病。何谓食，即凡能维护机体健康和能为机体提供生长、发育等一切活动所需营养成分的可食性物质，亦称食物，包括使用和饮用，如米饭、茶叶等。所谓疗，即用食物来防病治病。虽然有"疗""治"之称，但其内容并不主要利用食物来治疗疾病，而主要是指利用食物来维护健康，并辅助药物防治疾病。

中医食疗学主要是在食疗本草学的基础上充实、发展起来的一门学科。它的基本内容可见于有关食疗本草之类的书籍，其次则散见于某些医书或中医临床书籍中。在古代，能体现中医食疗学这一概念的术语是"食疗"或"食治"。之所以有"疗""治"之称，可能由于《本草求真》所说的"食物入口，等于药之治病，同为一理"的原因，故不能从表面上去理解。

2. 特点　中医食疗发祥于中国古代，在数千年漫长的历史发展过程中，受历史条件和中国传统文化的影响，与我国的人文地理和中医学有密切的内在联系。其坚持以中医药理论为应用基础，强调整体观念、辨证施膳，以烹调工艺为制作手段，达到味道可口、食用方便、滋补身体、促进健康的目的。中医食疗从宏观出发，着眼于整体性和综合性，始终与中医学密不可分。

（1）以中医理论为基础，辨证施膳　中医食疗要以中医理论为指导思想，讲究整体观念和辨证论治，中医食疗的调配要遵循中药药性的归经理论、食物性味理论，注重五味与五脏的关系，以脏补脏；提倡辨证用膳，因人、因时、因证施膳。

（2）以烹调工艺为制作手段　中医食疗以传统的烹调工艺为主要制作手段，充分发挥食物的有效作用，使得所制作的食疗食品既有一般食物影响的基本功能以及色香味俱全，同时也具有防治疾病、增进健康、改善体质的重要作用。食疗食品的烹制方法主要有：煲、炖、炒、焖、蒸、煮、卤、炸、烧、烤、冒、泡、拌、粥、糕、汤、酒、饮等，通过调配及精细的烹调，达到可口、服食方便的目的。

（3）以改善体质、强身健体为主要目的　食疗与治病服药不同，它是通过对症选择性地进食，对人体加以调养，改善风、寒、暑、湿、燥、火等因素对人体的影响，增强人的体质与抵抗力。对于无病之人，通过食疗可以调节机体阴阳、气血、津液，可起到防病强身、延年益寿之效。

（4）中医食疗以预防为主　中医食疗最为强调的是"治未病"，即以预防为主。通过培养正气、改善人的体质，来提高人体的抗病能力。同时中医食疗也可既病防变，早期诊断，提前预防。

二、中医食疗的历史

"民以食为天"，也就是说，食物是人们生活必不可少的东西。人体生命活动必须依靠摄取食物来维持。人类为了生活与健康，必须寻找食物，并进一步认识食物，探索食物维护健康以及防治疾病的作用。从这一点说，自从有了人类，"食疗"就在自觉或不自觉的探索之中了。史前时期，"神农尝百草"的传说便含有这一内容。

食物疗法最早可以追溯到蒙昧的上古时代，原始人类为了生存和繁衍，一方面，他们为了抵御外界的侵袭，需要在树上居住。另一方面，集体觅食，采集果实，打鱼狩猎，当时只能利用天然物品做食物，以维持生存。随后，人们学会了用火来加热食物，烘烤食物。火的发现和使用，不仅给人类带来了最美好的食物，而且为人类的健康带来了质的飞跃，使人类懂得了一些保健和营养的知识，促进了人类对冷与热现象的本质的追求。

我国食疗的起源与中医药的起源也是密不可分的，自古就有"药食同源"的说法。我国古代原始人类在共同狩猎、共同采集食物的过程中，常常中毒发生疾病。他们发现，有些食物可以饱腹充饥，维持生存，并作为日常饮食；而有一些则不能充饥，但是其治疗作用十分明显，则被当作药物；同时还有许多食物既可以食用，又可治疗疾病，这就成了中医食疗发展的物质基础。

据《战国策》记载，夏朝时仪狄开始用粮食做酒，并渐渐发现它"善走窜"，可以"疏经络""通血脉""引药势"，所以产生了药酒。历史上酒的酿造也是中医食疗的重要发现，代表着中医食疗的一个巨大进步。

自夏朝（前21～前16世纪）发明了发酵酿酒后，殷商时代酒的酿造与应用已较普遍。宰相伊尹所著的《汤液经》一书，记录了将烹调技术与食物药相结合，制作汤药治疗疾病的过程。医用汤液在当时也从烹调中产生出来。可见，此时中医食疗已经萌芽。

西周时（前11世纪～前771年）宫廷里就有了"食医"的官职人员，专做帝王的饮食保健工作，膳食的制作已多样化。食医作为一种专门职业的出现，不仅反映了当时传统营养学发展的水平，而且有利于饮食营养经验的积累、整理、交流与学术水平的提高，从而对推动传统食疗学的发展起到了非常重要的作用。

随着食疗经验和知识的积累，食疗理论也产生了。战国时期（前2世纪）逐渐出现有利于食疗养生理论发展的社会环境，在这个时期农业充分发展，食疗的原料十分丰富。我国第一部医理论著《黄帝内经》（包括《素问》《灵枢》两部分）中，对此就有不少正确的论述。《黄帝内经》中认为食物也存在四性、五味。根据疾病的不同性质，采用不同性质的食物，有针对地调养治疗，为食疗确定了基本原则。

东汉（25～220年）产生了我国第一部药物专著《神农本草经》，为我国第一部药物典籍。书中十分注意收载能补益强身、防老抗衰的食物，如薏苡仁、枸杞、大枣等。当时著名的医家张仲景更把食物很好地用于医方，其在《伤寒论》《金匮要略》两部名著中都记载了许多药膳食疗方，如他创造的桂枝汤、当归生姜羊肉汤、猪肤汤等，都可以说是很好的食疗性方剂，一直沿用至今。

综上所述，东周至秦汉时期，食疗的理论基础已经形成。医学著作中也广泛而深入地认识了食物选择、配伍禁忌、服用时间禁忌等，标志着中医食疗在这段历史中已经初步形成，对后来食物治疗的广泛运用打下了坚实的基础。

两晋南北朝时期（265～589）关于饮食物防治疾病的知识有明显的增长，无论在食疗的理论还是其具体治疗方法上，都有了新的发现和提高，仅仅在魏晋南北朝时期，就有四十多种关于食疗方面的书籍问世。如魏武帝建立了"食制"并亲自撰写了《四时御食物》，刘休著有《食经》等。其中葛洪的《肘后备急方》以及陶弘景撰写的《本草经集注》对当时食疗发展起到了重要的作用。

唐代（618～907）食疗保健有很大的发展，并形成了独立的学问。如医药学家孙思邈《千金要方》首先将"食治"立为专篇，强调在一般情况下，应把食疗放在首位。书中还对各种食物作了分类介绍，至此，食疗已成为一门专门学问。其后孙思邈的弟子孟诜集前人之大成，编成《补养方》一书，共收载241种药用食物。孟诜的弟子张鼎又将《补养方》增补87条，改为《食疗本草》。这是我国第一部药膳学专著，也是世界上最早的"药用食物"专著。

宋代（960～1129）以食物防治疾病已很普遍。此期陈直的《养老奉亲书》则专门记述了老年疾病的食物疗法，以及许多比较简便的食疗方。此时期药膳食疗方得到了迅速的发展，出现了粥、羹、饼、茶、粉、果、酒等药膳剂型。

元代（1206～1368）的食疗有了新的发展。专著尤以朝廷饮膳太医忽思慧的《饮膳正要》最有价值。该书十分注意日常食物的合理调配和添加适当的药物，以达到健康强身、防病治病的目的。对于饮食的烹调制作也有较详细的记载，比较切合实用。

明代（1368～1644）由于药学和食疗的发展，载入"本草"中的食物也大为增加，此时期中医药膳食疗进入了更加完善的阶段。这一时期的药膳食疗学还有一个突出的特点，就是提倡素食的思想得到进一步的发展，如《粥谱》重视素食，这对于食疗、养生学的发展均有帮助。

清代（1616～1911）食疗已得到医家的普遍重视，著述亦多。清代时期医家对药膳非常重视，强调食疗与节食对人生命的重要性。《老老恒言》尤其注意老年人的药膳防病养生。医家们从整体观念出发，详细论述食物的效用，并主张辨证施食，把食疗与临床学科紧密联系在一起，在疾病的预防、治疗和康复过程中起到重要的作用。中医食疗学从理论到实践已经初步形成了一门独立的学科，也标志着明清时期食疗学已经逐渐走向了成熟。

中华人民共和国成立以后，我国的医药事业得到充分的保护和发展，特别是中医药事业得到了迅速的发展。食疗堂而皇之地走进了餐厅，1983年，全国首家食疗餐厅"同仁堂药膳餐厅"在成都诞生。随后，在上海、北京、天津等地出现多家食疗餐厅。多种食疗书籍纷纷出版，如《中医食疗大全》等。有的学校还开设了食疗专业，为中医食疗的发展培养了大量的人才。目前，在中医药学的领域中已基本上确立了中医食疗学这一学科，并在科研、临床、教学等方面取得了一定成绩。在建设社会主义现代化、振兴中医药的进程中，中医食疗学将会有更大的发展，从而更好地为人类健康、长寿做出应有的贡献。

三 拓展阅读

食物疗法与药物疗法的关系

食物疗法的作用和药物疗法基本原理是一致的，主要表现在扶正与祛邪两方面。中医食疗用以维护健康、防治疾病的方法是食物疗法，它和药物疗法有很大的不同。前者主要是利用食物，并以饮食物的形式运用的；后者主要是用药物，并以药剂的形式运用的。前者适应范围较广泛，主要针对非健康人群，其次才是用于患者，作为药物或其他治疗措施的辅助手段；后者适应范围较局限，主要针对患者，其次才用于不健康的人群，是治疗疾病和预防疾病的重要手段。前者是随着日常饮食生活比较自然地被接受的，后者则不是这样。应用食物疗法不仅能达到保健强身、防病治病的目的，而且还能给人感官上、精神上以享受。这种自然疗法与服用苦口的药物相比迥然不同，易为人们接受。当然，由于食物疗法和药物疗法各有偏长，故在防病治病的过程中二者都是不可缺少的。应用其所长，相互配合。

第二节 食物的一般性能

扫码"学一学"

👉 **案例讨论**

案例：王小姐，25岁。中秋节与朋友聚餐大吃肥美的大螃蟹，回到家看到水灵的雪梨忍不住又吃起来，两小时后便出现腹部不适，晚上开始腹泻。

问题：1. 王小姐为什么出现以上症状？

2. 螃蟹与雪梨各有什么特性？一起食用有什么危害？

食物的偏性，也就是食物的性能，主要指性、味、归经及其功能，是食疗的基础。正由于食物有一定的性能，所以同药物一样能够调整人体气血阴阳，祛邪扶正，使阴平阳秘，恢复健康。

一、食物的性味

1. 食物的性 性，也称"四气"，即寒、凉、温、热。实际上是寒、热两个方面的性质。药物的寒、凉、温、热，是从药物作用于机体所发生的反应概括出来的，是与所治疾病的寒、热性质相对应的。历代本草对"四气"或"四性"的论述很多，无论"气"或"性"，都是指药物所具有的内在性质，也是药物功能的概括。能减轻或消除热证的药物，一般属于寒性或凉性，如生地、沙参等；能减轻或消除寒证的药物，一般属于热性，如人参、当归等。温热和寒凉属于两类不同的性质，而温与热，寒与凉又分别具有共性。温次于热，凉次于寒，即在共性中又有程度上的差异。对一些食物，通常还标以大寒、大热、微寒、微热等予以区别。此外，还有一些药物是"平性"的，其寒热偏性不明显，实际也有一定的偏向，或偏凉，或偏温，其平性也是相对而言，还是属于四气的范围。

（1）寒性药物 主要具有清热泻火、清热解毒、清热燥湿、清热凉血等功能。

（2）热性药物 主要具有扶助阳气、祛除寒邪等功能。

（3）温性药物 主要具有发散表寒、温中散寒、温通气血等功能。

（4）凉性药物 主要具有清热养阴、益阴除蒸等功能。

（5）平性药物 主要具有调养脾胃、益气生津等功能。

《本经》中提出"疗寒以热药，疗热以寒药"。《素问·至真要大论篇》中讲道："寒者热之，热者寒之"指明了药物的寒、凉、温、热与治则的关系。阳证、热证使用寒凉性的药物，阴证、寒证使用温热性的药物，这就是中医临床用药的一般原则，也是配置食疗药膳的基本原则。

确定食物"性"的依据和药物是相似的，只是对象不同而已。也就是说，食物的性是从食物作用于机体所发生的反应中概括出来的，与食物的食用效果是一致的。这种效果主要反应在功效上，但也可反应在副作用方面。一般而言，有清热泻火、解毒和平肝安神等作用，或能抑制、损害人体阳气的食物，其性质是寒凉的，如西瓜、苦瓜、萝卜、梨子、紫菜、蚌蛤等。反之，有温中散寒、助阳补火和益气等作用，或能助热燥火、损耗人体阴液的食物是温热的，如姜、葱、韭、蒜、辣椒、羊肉等。食物中过于寒凉或温热的较少。一些食物寒热性质很不明显，可称为平性。

2. 食物的味　概括为辛、甘、酸、苦、咸五种味道，简称"五味"。五味的本义是指药物和食物的真实味道。药物和食物的味道是通过口尝后得到的。前人认为药食"入口则知其味，入腹则知其性"，因此前人便将滋味与作用联系起来，并用滋味来解释药食的作用。《素问·至真要大论》谓："夫五味入胃，各归所喜，故酸先入肝，苦先入心，甘先入脾，辛先入肺，咸先入肾，久而增气，物化之常也。"《金匮要略》谓："所食之味，有与病相宜，有与身为害。若得宜则益体，害则成疾。"这些都说明了五味在治疗疾病上的重要性。

辛，实际上包括麻、辣等刺激性滋味和芳香气；甘味除表示味甜外，也指一些食性平和、可食而近于甘味者；酸味，有时也包括近于酸的涩味；只有苦、咸是单一的味。《食疗本草》中对食物确定的味，大多数与其实际滋味相符，但也不尽如此。这是因为前人从实际尝试感知的味中找到了它们在功能上的一些规律后，不再只利用尝试的办法来定味，而可以主要由功能来推定。例如，具有滋养补益作用的肉类、内脏，实际并无甜味，但仍可标为甘味；海带、紫菜、蛤蜊、海蜇等，本身也并无咸味，但因它们有软坚散结作用，故仍标为咸味。由此可知，味的标示，可提示食物有某种作用。一般说来，酸味，包括酸涩味，有敛汗、止泻、涩精等作用，如青梅。酸味或甘酸味，也往往有生津止渴、助消化的作用，如杨梅、酸角、刺梨、醋等。苦味，有清热泻火、止咳平喘、泻下等作用，如苦瓜、橄榄、枸杞苗、蒲公英等。甘味，有补虚、和中、缓急止痛等作用，如栗子、甜杏仁、南瓜、葡萄、大枣、饴糖等，以及多种动物的肉、内脏。甘淡味有利尿除湿的作用，如薏苡仁、荠菜、冬瓜等。辛味，包括芳香、辛辣味，有发汗解表、行气、活血、化湿、开胃等作用，如葱、生姜、薤白、玫瑰花、茉莉花、胡椒等。咸味，主要有软坚散结作用，如海带、紫菜等。

除此之外，醋的酸、糖的甘、香料的辛、盐的咸，又是不可缺少的调味品，有调味、增进食欲的作用。有关五味的功能、主治分述如下。

（1）辛味　能散能行，有发散、行气、活血、通窍、化湿等作用，主治外感表证、气滞、血瘀、窍闭、湿阻等，如葱、生姜、蒜、芥菜、玫瑰花、酒、茉莉花等。此外，辛味还有调味、健胃的效用，如花椒、胡椒、辣椒、桂皮、生姜等。

（2）甘味　能和能缓，有补益、止痛等作用，主治虚证、脾胃不和、拘急腹痛等，如粳米、山药、南瓜、银耳、鸡肉、甜杏仁、荔枝、大枣、饴糖、甘草，以及多种动物的肉和内脏。甘淡的食物中，有的还能利尿除湿，如薏苡仁、扁豆、茭白、冬瓜等。此外，甘味又有较好的调味、矫味的作用，如白糖、红糖、蜂蜜、甜叶菊等。

（3）酸味　能收能涩，有开胃、生津、收敛、固涩等作用，主治虚汗、久咳气喘、久泻、遗尿或遗精，如梅子、刺梨、五味子、金樱子等。其次，酸味或甘酸味的食物，又有生津止渴或消食的功能，如梅子、酸角、柠檬、醋柳果、刺梨、山楂、醋等。另外，醋也是制作菜肴常用的调味品。

（4）苦味 能泻能燥，有清热、泻火、燥湿等功效，主治心火上炎，或热移小肠等，如苦瓜、莴笋叶、青果、芥菜、枸杞苗、罗布麻等。但是过食苦味易导致消化不良，尤其是骨病患者更不宜多食。

（5）咸味 能软能下，有软坚散结的作用，主治瘰疬、痰核、痞块等，如昆布、紫菜、海藻、蛤蜊、石莼等。

（6）淡味 能渗能泄，具有利尿渗湿的作用，用以治疗痰饮、湿浊、水肿、小便不利等证，如白扁豆花、茯苓、淡竹叶、冬瓜、菜豆、银耳、芦笋等。

（7）芳香味 在食疗方中还存在芳香味，芳香味的药物或食物具有化湿醒脾、开窍醒脑、辟秽化浊等作用，如草果、藿香、香椿、茴香等。

此外，五味对不同的脏腑尚有相对的倾向性，这种倾向性主要表现在食物对不同脏腑的作用上。严格地说，五味并不局限作用于某一脏腑，食物的这种选择性作用，具体表现在各种功能之中，如能生津止渴，说明作用在胃；能收涩止泻，说明作用在大肠；能活血调经，说明作用在肝；能止咳平喘，说明作用在肺。有的作用本身就体现了作用部位，如健脾利湿、补益肝肾、疏肝理气等。

由于每种食物都具有性和味，因此，两者必须综合起来看，比如两种食物都是寒（凉）性。但其中一个是苦寒（凉），另外一种是辛凉，那么，性虽相同，而味却不同，两者的作用就有差异；前者能清热泻火，后者可发散风热。反过来，如两种甘味药，味虽然相同，但是性不相同，其中一种是甘寒，另外一种为甘温，其作用也不一样；前者能清热生津、除烦，后者可补气血、益阳气。所以，不能把性和味孤立起来看。

二、食物的归经

1. 归经的含义 归，即归属，指食物作用的归属；经，即人体的脏腑经络。归经，即食物作用的定位。就是将食物的作用与人体的脏腑经络密切联系起来，以说明食物对机体某部位的选择性作用特性，从而为食疗的应用提供依据。

2. 归经的依据

（1）食物的特性 每种食物都据用不同的形、色、气、味等特性，有些医家有时也以此作为归经的依据，其中尤以五味多用。如萝卜味辛入肺；粳米味甘入脾。然而按此来确定食物的归经往往存在片面性，即便是将诸特性综合参考，有时也不准确。

（2）食物的效用部位 前人经过长期的临床观察，逐步认识到每种食物进入人体后，其主要作用的部位是相对确定的，以此确定食物的归经十分准确。如杏仁能治疗咳嗽，而咳嗽为肺脏功能失调所致，故归肺经；冬瓜能治疗水肿，小便不利。而小便不利多为膀胱之疾，故归膀胱经。

（3）食物的归经 食物的性能也表现在归经上。食物的归经是指食物主要对人体某经（脏腑及其经络）或某几经产生明显的作用，而对其他经作用较小或没有作用，它是根据食物被食用后反映出来的效果，并结合人体脏腑经络的生理病理特点概括得来的。如生姜、桂皮能增进食欲，萝卜、西瓜能生津止渴，而胃主受纳，又喜润恶燥，食欲减退、津少口渴之症属于胃，故以上四物归属胃经；柿子、蜂蜜能养阴润燥、缓和咳嗽，荸荠能化痰，而肺为娇脏，司呼吸，又为贮痰之器，咽喉干燥、咳嗽咯痰之症属于肺，故以上三物归属肺经；枸杞子、猪肝能治夜盲、目昏，荠菜、茼蒿能缓解目赤肿痛，而肝开窍于目，目得血而视明，肝热上升则目赤肿痛，诸症皆属于肝，故以上四物归属肝经。而如胡桃仁、甜杏仁、香蕉之类，既能润燥止咳，又能通利大便，且所治之肺燥咳嗽、肠燥便秘之症属肺与大肠，故以上三物归属肺与大肠二经。

由于食物首先是可食的，它们大多含有一定的充养机体的精微物质（营养素），为人体气血生化之源，而许多食物又对饮食的消化、吸收及糟粕转送等有直接的作用（如萝卜、马兰、刺梨、山楂、山药、莲子、芡实、薏苡仁、菠菜、落葵、芝麻、甜杏仁等），故归脾、胃、大肠经的较为常见。

归经和性、味一样，只是食物性能的一个侧面，必须把它们互相结合起来看，才能比较完整地表示一种食物的性能。如韭菜，味甘、辛，性温，归肾、胃、肝经，分而言之难于说明它的功能，如把它们结合起来看，则基本上可以表示出本品如下的功能：味甘而辛温，归肾经，表示能补肾助阳；辛温，归胃经，表示能温中开胃；辛温，归肝经，表示能散瘀血。若只知食物的性、味，则难于判断它究竟作用于何经而发挥某种功能；如辛温的韭菜就不归肺经而发汗散寒解表，故须与其归经结合起来看；反之，若只知食物的归经，也难于判断它在某经究竟发挥何种功能，如韭菜归肾经而不滋肾阴，归胃经而不益胃生津，故须与其性、味结合起来。

要说明的是，食物既有性、味、归经及其功能，也就有升降浮沉的作用趋向，但由于这种趋向不如药物显著，与某种趋向相对应的功能也缺乏（如与升浮相对应的涌吐、开窍，与沉降相对应的攻泻、熄风止痉等功能），故不专门介绍。极少的食物也有一定毒性（包括副作用），但这种毒性是应当避免的，食用时须经适当加工处理或适量摄入（如白果、芋子、大蒜、辣椒等），而不是像中药那样，有的还可用来"以毒攻毒"，故此处不作食物的性能来介绍，一并从略。

拓展阅读

如何分辨食物四性？

食物的四性，指的是寒、凉、温、热，食物四性可以对身体起到治疗的效果，例如寒类的食物可以清热解毒，下面介绍如何分辨食物四性？

1. 味道 可以从食物的味道上来辨别食物的四性，味道甜的辛辣的，是属于热的食物，例如大蒜、柿子等，苦的酸的大多都是偏寒的食物，例如木瓜、苦菜等。

2. 环境 从食物的生长环境可以判断，水生类的植物，例如海带，紫菜属于偏寒的食物，长在陆地上的如花生、山药，因为在土里，水分少，所以属于热性食物。

3. 位置 根据生长的位置，在高空生长的食物，例如向日葵，因为受到的热比较充足，所以属于热性食物，如果是朝阴面生长的食物，因为湿气重，所以属于寒类食物，例如蘑菇、木耳。

4. 季节 冬天生长的食物，例如冬瓜、萝卜等属于偏寒性，夏季生长的食物，比较潮湿的，属于寒类食物，例如西瓜、黄瓜等。

第三节 食物的应用

扫码"学一学"

☞ **案例讨论**

案例：小王前段时间在药店买了维生素 C 咀嚼片，每天都要吃两粒，一天在外面吃了虾，回家习惯性又吃了 2 片维生素 C，结果呕吐不止，去医院检查，医生说是食物中毒。仔细询问了都吃什么了，最后才查出来是吃了虾之后马上吃了维生素 C 的原因。

问题：1. 小王为什么出现以上症状？

2. 维生素 C 为什么不能和虾一起吃？

通常认为，食物是为人体提供生长发育和健康生存所需的各种营养元素的可食性物质。也就是说，食物最主要的是营养作用。其实不然，中医很早就认识到食物不仅可以提供营养，而且还能疗疾祛病。如近代医家张锡纯在《医学衷中参西录》中曾指出：食物"病人服之，不但疗病，并可充饥；不但充饥，更可适口，用之对症，病自渐愈，即不对症，亦无他患。"可见食物本身就具有"养"和"疗"两方面的作用。而中医则更重视食物在"养"和"治"方面的特性。

早在《黄帝内经》就曾指出食物对养生健体的重要性，并明确提出摄食要全面，饮食要平衡，以及正确使用食物是治疗疾病中不可缺少的环节等问题。为了能正确应用食物，下面将从食物的配伍、平衡膳食、合理利用、食物的类型、饮食禁忌五个方面来说明。

一、食物的配伍

在一般情况下，食物多单独食用，但为了增强食物的食疗效果和可食性，以及营养保健作用，也常常把不同的食物搭配起来应用。食物的这种搭配关系，称食物的配伍。食物之间或食物与药物通过配伍，由于相互影响的结果，使原有性能有所变化，因而可产生不同的效果，即有不同的配伍关系。根据食药同理、同用的原理，食物的配伍或食药配伍，基本依照药物配伍的"七情"理论。除了单行，可分为协同与拮抗两个方面。食物的协同配伍方面包括"相须"和"相使"，拮抗方面包括"相畏""相杀""相恶"和"相反"配伍关系。根据食疗的具体情况，可以概括为以下几个方面。

1. 单行 使用单味食物进行治病与保健者为单行。例如，采用粳米煮成白粥，可补中益气，健脾和胃；用玫瑰花泡茶饮，可疏肝解郁，养血调经；吃西瓜可以清热解暑、利尿等。

2. 相须相使 性能基本相同或某一方面性能相似的食物互相配合，能够不同程度地增强原有食疗功效和可食性。如绿豆冬瓜汤，绿豆与冬瓜合用，可以相互增强清热解暑、利尿功效；又如青龙白虎汤，鲜青果与鲜莱菔同用，可以相互加强清肺利咽、解毒消肿的功效。

3. 相畏相杀 当两种食物同用时，一种食物的毒性或副作用能被另一种食物降低或消除。在这种相互作用的关系中，前者对后者来说是相畏，而后者对前者来说是相杀。如紫苏与生姜皆可解螃蟹之毒，食用螃蟹时常配用生姜与紫苏，螃蟹之寒毒可被生姜与紫苏之热所解，故可言螃蟹畏紫苏、生姜。

4. 相恶 两种食物同用后，由于相互牵制，而使原有的功能降低甚至丧失。产生这种配伍关系的食物其性能基本上是相反的，如食银耳、百合、梨之类养阴生津润燥的食物，又食辣椒、生姜、胡椒等，则前者的功能会被减弱。

5. 相反 两种食物同用时，能产生或增强毒性反应或明显的副作用。据前人记载有蜂蜜反生葱；牛肝不宜与鲫鱼同食，食之生风；羊肝不宜与椒同食，食之伤心；柿子与螃蟹同食易导致腹痛腹泻等。但这类问题均有待进一步证实。从人们长期饮食经验来看，食物相反的配合关系极为少见。

总之，在多数情况下，食物通过配伍后，不仅可以增强原有的功效，而且还可以产生新的功效。因此，配伍使用食物较之单一的食物有更大的食疗价值和较广的适应范围。此外也可改善食物的色、香、味、形，增强其可食性，提高人们的食欲。这是配伍的优越性，也是食物应用的较高形式。

根据以上食物配伍的不同关系，在实际应用中，可以决定食物配伍宜忌。相须、相使的配伍关系，能够增强食物的功效，又可增强其可食性，这正是食疗所希望达到的效果，因此，是食物相宜配伍中最常用的一种，应当充分加以利用。相畏、相杀的配伍关系，对于使用少数有毒性或副作用的食物是有意义的，这也是相宜的配伍，但不如相须相使者常用。相恶、相反的配伍关系，因能削弱食物的功效或可能产生毒副作用，都是于食疗不利的，故应当注意避免使用。

二、食物的平衡膳食

主要可从平衡膳食、偏食有害以及平衡膳食原则三个方面来说明。

1. 平衡膳食 膳食的种类及其所含的水谷精微，要种类齐全、数量充足、比例适当。使其膳食中所供给的营养与机体的需要能保持平衡。

2. 偏食有害 饮食要多样化，要使其饮食的五味得当，荤素食协调，饮食的寒、热、温、凉适度。若饮食有所偏嗜则可能导致人体脏腑功能失调，阴阳偏盛偏衰。某些营养物质摄入过多，也会影响人体健康。

总之，饮食偏嗜会造成人体阴阳失去平衡，脏腑功能受损，或某些营养不足，或某些营养过剩等不良后果。所以应当纠正偏食的不良习惯。

3. 平衡膳食的原则

（1）合理的膳食调配 合理的膳食调配就是供给比例合适的各种营养，使其相互配合而增加其营养价值。在调配过程中应注意以下几个方面。

①组成平衡膳食。按照热量和营养素标准，选择食物的种类和数量，组成平衡膳食。食物可简单分为4大类：粮食类，供给人体淀粉、蛋白质、无机盐、B族维生素和纤维素；肉、鱼、蛋、大豆类，供给人体优质的蛋白质、脂肪、部分无机盐和维生素；水果和蔬菜类，供给人体维生素、无机盐、膳食纤维；奶或奶制品类，供给人体优质的蛋白质、脂肪、维生素 A、维生素 B_2 和钙等。

②膳食的色、香、味和多样化俱全。这样才能增加就餐者的食欲，有利于消化和吸收。

③注意季节配膳。各类食物应根据气候、季节和环境的变化进行调配。夏季应清单爽口、具有酸味和辣味的食物；冬季应以口味浓重的食物为宜，适当多些油脂。

④适应用餐人的习惯。选择用餐人喜爱的食物品质，按其最习惯的方法烹调，以利于食物消化、吸收和利用。同时，用餐人也要克服暴饮、暴食和偏食等不良习惯。

（2）合理的膳食制度 膳食制度是指把全天的食物定质、定量、定时地分配给人们食用的一种制度，包括严格的饮食时间，饮食质量和饮食分配。

在一天的不同时间内，人体所需热量和各种营养素的量不尽相同。合理的膳食制度有助于机体建立条件反射，用餐时间一到，人就会产生食欲，并预先分泌适合各餐膳食的消化液，以利于对食物的充分消化、吸收和利用。

三、食物的合理应用

合理利用食物是食物应用中的一个具体问题。在日常膳食或食疗中，合理利用食物主要有合理选择食物、合理烹调加工、采用适当的食品类型等方面。

合理选择食物是合理利用中的首要问题。如果食物种类选择得当，又具有相应的食疗性能，加之搭配合理，就能符合人体健康的需要，同时又能达到一定的治疗目的。反之，就可能对人体健康不利或引起某些疾病的发生，而达不到食疗的目的。例如心神不安之人，应选择养心安神的食物，如小麦、黄花菜、百合、莲子、大枣、猪心、鸡蛋、牡蛎肉等食物。

合理烹调加工食物也很重要，它可以减少食物中水谷精微——营养素的损失；同时通过合理烹调使食物增强其可食性，又易于为人体所消化吸收。如煮米饭时不宜淘米次数过多，不宜用力搓洗，水温不宜过高；煮饭时如有米汤，亦应食用。如蔬菜类食物则应取材新鲜，宜先洗后切，不宜用水浸泡，切后不宜久置，做菜时加入适当的佐料以增加食物的色香味；为减少维生素 C 的损失，炒菜时宜急火快炒。能带皮吃的瓜果及蔬菜可不去皮。又如动物性食物一般难于消化，因此烹调时应烧熟，如老人、儿童食用时，宜煮烂，以利于消化吸收。如做面食应少用油炸，不加或少加碱、小苏打，尽量用酵母发面等。

此外，采用适当的食品类型也是必不可少的。如防治感冒宜采用辛味或芳香食物，用沸水浸泡即可；若煎水，不宜煎煮过久，以免香气挥发，失去解表功效。又如脾胃病往往采用粥食，以利于调理脾胃。若虚证宜补益，可采用补益类食物炖汤、蒸食、熬膏或浸酒等。总之，应根据生活习惯及疾病的具体情况采用相应的食品类型。

四、食物的类型

食物中除干鲜果品和较少的蔬菜可以直接食用外，一般都必须根据患者口味和食疗的需要，确定食品的用法，制成不同的食品类型以供食用。食疗食品的类型繁多，常用的有米饭、粥、汤羹、菜肴、汤剂、饮料（鲜汁）、酒剂、散剂、蜜膏、糖果等。

1. 米饭 以粳米、糯米为主，加入其他食物或药物，如大枣、龙眼肉、山药、党参等，经蒸煮而成。一般主要具有补气益脾或养血的作用，如八宝饭、姜汁牛肺糯米饭、参枣米饭等。

2. 粥 以粳米、糯米、粟米等粮食为主，或酌加其他食物或药物，加水煮成半流质状（稀粥）。若加入的食物或药物不宜同煮，可先煎取汁或绞取汁液，再与粮食同煮。粥可加入糖或盐、油脂、味精等调味。粥食的适应范围较广，内、外、妇、儿各科均宜。例如暑天人们常食绿豆粥或荷叶粥防暑，患病后可食粥进行调理，如神仙粥、菊花粥等。

3. 汤羹 菜肴的一种形式。以肉、蛋、奶、鱼、银耳等食物为主，或适当配入其他药物，经煎煮或熬炖等方法烹制而成。在制作时可根据食物的滋味、性能加入适量的糖或盐、酱油、姜、椒等佐料。在食疗中汤羹主要起补益滋养作用，如银耳羹、龙眼莲子羹可养阴润肺，佛手阿胶羹舒肝养血柔肝。

4. 菜肴 所用食物十分广泛，如蔬菜、肉类、禽蛋、鱼、虾等。品种繁多，制作方法多样，如凉拌、蒸、炒、卤、炖、烧等方法。制作菜肴时一般都要加入适量的调味品，如姜、葱、蒜、辣椒、花椒、胡椒、芥末、盐、酱、醋、酒、糖等。作为食疗菜肴。除一般作正餐外，还应针对不同的食疗目的合理选择与搭配食物（包括调味品），使其菜肴不仅色香味俱佳，而且功能协调统一。一般肉类、鱼类、禽蛋类皆为血肉有情之品，以其为原料制作的菜肴偏于补益，蔬菜类菜肴多能清热泻火、通利二便。

5. 汤剂 以食物或药物加水一同煎煮，滤取煎液而成。加水要适量，除气味薄、不宜长时间煎煮的食物外，一般要煎煮2~3次，将分别滤取的煎液混匀，分2~3次饮用。如赤小豆鲤鱼汤、当归生姜羊肉汤等。

6. 饮料 一般用酸甜或清香、微苦之类的食物、茶料，或添加药物，加用清水煮沸或用沸水浸泡等法制成。供饮用或代茶饮。新鲜、多汁、可口的植物果实、茎叶或块根，亦可切碎或捣烂，用洁净纱布包裹，用力绞取汁液。趁新鲜饮用。有时可加适量蜜、糖或酒。除冷饮外，也可温服。另有速溶饮料，一般是以食物（或加入药物）经煎煮、去渣、浓缩，加入干燥糖粉制成干燥颗粒状散剂，临用时用沸水冲化饮用。鲜汁、饮料类主要有清热除烦、生津止渴、利尿等功效。如芹菜汁、大蓟速溶饮等。

7. 酒剂 一般是将食物或药物用白酒或黄酒冷浸或加热浸渍，制成澄明液体。也有用糯米等与其他食物或药物同煮，加酒曲发酵制成，即米酒。食疗性饮用酒，以含乙醇量在5~10度为好。酒是药食两用之品，有散寒、活血、温胃、助药力之功，因加用食物或药物的不同，其作用更是多方面的。如加枸杞子可补肝肾；加木瓜可强筋壮骨、追风除湿等。如苡仁芡实酒、桑葚米酒等。

8. 散剂 将食物晒干或烘干、炒脆后，研磨成细粉末。一般选用谷物、干果之类的食物，也可加入适宜的药物，用沸水冲调成糊状，加糖或盐等调味食用。不适口者，以温开水或米饮（米汤）送服。散剂食用方便，如枸杞疰夏茶、瓜蒌薤白茶、橘皮内金散等。

9. 蜜膏 一般选取滋养性食物加水煎煮，取汁液浓缩至一定稠度，然后加入炼制过的蜂蜜或白糖、冰糖，再浓缩至呈半固体状。食用时用沸水化服。蜜膏主要具有滋养润燥作用，如桑葚地黄膏、羊髓蜜膏均可滋补肝肾。

蜜饯一般选用水果或瓜菜等，加水或药液适量煎煮，待水或药液将煮干时，加入多量蜂蜜或砂糖，以小火煮透，收汁即成。蜜饯味道甜美，可直接食用，也可切片作浸泡剂饮用。因配伍的不同，作用各异，但一般具有滋养、和胃、润燥生津的功效。如柿干桂圆蜜饯、糖渍龙眼等。

10. 糖果 以白糖、红糖、饴糖等为主要原料，经过加水熬炼至较稠厚时，再掺入其他食物的汁液、浸膏或粗粉，搅拌均匀，再继续熬至挑起细丝状而不黏手为止，待冷却将糖分割成块状。也可用制熟的食物与熬炼好的糖混合加工而成。糖果可嚼食或含化。其作用也较广泛，如薄荷糖可清热润燥利咽，杏仁芝麻糖能润肠通便。

除以上常用的剂型之外，还有糕点、面条、包子等多种形式。因此在具体运用时，应根据病证的需要，结合患者的饮食习惯，灵活掌握。

五、饮食禁忌

饮食禁忌简称食忌，也就是通常所说的忌口。由于不同的发物具有不同的性质和适用范围，以及不同的人和不同的疾病对食疗的要求也不同，因此，有些食物在具体使用中既有其适宜于食疗的一面，同时，又有其不适宜的一面，这就是食物的禁忌。食物禁忌的主要内容有配伍禁忌、发物禁忌、疾病禁忌、妊娠禁忌及饮食卫生禁忌等。此外，还有忌生冷、忌暴饮暴食等禁忌的内容。

1. 配伍禁忌　两种食物在配伍使用时，可降低食物的食疗效果，甚至对人体产生有害的影响，俗称"食物相克"。食物配伍禁忌主要有相恶和相反两种情况，它是前人在长期饮食保健实践中观察和总结出来的，对指导膳食配方具有重要意义。如：猪肉反乌梅、桔梗；狗肉恶葱；螃蟹忌柿、荆芥；羊肉忌南瓜；鳖肉忌苋菜、鸡蛋；茯苓忌醋；葱忌蜂蜜；人参恶黑豆、忌山楂、忌萝卜、茶叶等。以上配伍禁忌在膳食配方时应避免或禁止同用。

近代科学研究也证实了食物之间存在着配伍上的禁忌。如胡萝卜、黄瓜等食物含有分解维生素 C 的酶，不宜与白萝卜、旱芹等含维生素 C 的食物配伍使用；牛奶等含钙丰富的食物不宜与菠菜等含草酸钙较多的食物配伍使用。但由于历史的原因，历代文献中某些食物配伍禁忌的内容还带有偶然性或片面性，尚需进一步实践和研究。

2. 发物禁忌　诱发疾病的食物，亦称食物过敏。因此，发物禁忌在饮食治疗中具有重要意义。在通常情况下，发物也是食物，适量的食用对大多数人不会产生副作用或引起不适，但对某些具有过敏体质（不论年龄大小、性别）以及与其相关的某些疾病有着密切的联系。

发物的范围很广，在日常生活中，属于发物的食物按其来源可分为以下几类。

（1）海腥类　主要有带鱼、黄鱼、鲳鱼、蚌肉、虾、螃蟹等水产品。这类食品大多数咸寒而腥，对于体质过敏者，易诱导过敏性疾病发作，如哮喘、荨麻疹等。同时，也易催发疮疡肿毒等皮肤疾病。

（2）食用菌类　主要有蘑菇、香菇等。这类食物多为高蛋白食品，过食易触发肝阳头痛、肝风眩晕等宿疾。此外，有皮肤宿疾者，食之也多易复发。

（3）蔬菜类　主要有竹笋、芥菜、菠菜等。这类食物易诱发皮肤疮疡肿毒。

（4）禽畜类　主要有公鸡、鸡头、猪头肉、鹅肉、鸡翅、鸡爪等。这类食物食之易动风升阳，触发肝阳头痛、肝风眩晕等宿疾。此外，还易诱发或加重皮肤疮疡肿毒等。

（5）果品类　主要有桃子、杏等。前人曾指出，桃多食生热，易发痈、疮、疟、痢、虫疳诸患；杏多食易生痈疖、伤筋骨。

另外，由于个体的差异，过敏源不一，有些人对花生、蚕豆、豌豆、花粉也有过敏反应。

现代临床研究还证实，忌食发物在外科手术后减少创口感染和促进创口愈合上也具有重要意义。

发物能诱发或加重某些疾病，但另一方面，由于发物具有催发或透发作用，食疗上还用于治疗某些疾病，如麻疹初期，疹透不畅，食用蘑菇、竹笋等发物，可起到助其透发，缩短病程的作用。另外，还可用芫荽煮水饮服，并以热汤蒸洗无疹处，可助透疹。又如多食海腥发物以催发牛痘等，都是利用发物具有透发作用。

3. 疾病禁忌　在疾病过程中因进食某些食物会影响药效和疾病的治愈，所以应特别加以注意避免食用。一般说来，在服药期间，凡属生冷、黏腻、腥臭等不易消化的食物均应避免食用，不同的疾病又有不同的饮食禁忌，如脾胃虚寒、泄泻腹痛者，服温中散寒药时当忌食生冷瓜果和寒凉、腥臭、黏滑的食物；失眠患者服安神药时，应避免喝浓茶、咖啡之类兴奋刺激性饮食；阳虚寒盛者忌生冷、寒凉的食物；阴虚、热盛者忌辛燥动火之品；水肿患者忌咸食，消渴患者忌糖；阳证、疮疡、风疹、癣疥等忌食辛辣香燥等食物。

此外，疾病初愈"胃气未复"，不宜进食油腻厚味食物，而宜以粥食调养。《黄帝内经》还特别指出："病热少愈，食肉则复，多食则遗，此其禁也。"均应加以注意。

总之，病中所进食物须有助于药效的发挥，有利于疾病早日治愈；忌食与药物性能相反、与疾病不相宜的食物。正如《金匮要略》中说："所食之味，有与病相宜，有与身为害。若得宜则宜体，害则成疾，以此致危，便是此理。"

4. 妊娠、产后饮食禁忌　妊娠、产后因为孕育胎儿或哺乳等特殊生理情况，因此饮食禁忌有着特殊意义。

妊娠期因脏腑经络之血，皆注于冲任以养胎，故此时全身处于阴血偏虚，阳气偏盛的状态。因此妊娠期应避免食用酒、干姜、桂皮、胡椒、辣椒、狗肉等辛温燥火的食物，以免伤阴耗液和影响胎孕。妊娠恶阻还应避免食用有腥臭味和油腻、不易消化的食物。此外，还可根据孕妇的饮食嗜好选择食物。同时要注意饮食营养。妊娠后期，由于胎儿逐渐长大，影响气机升降，易成气滞，故应少食胀气及收涩食物，如芋艿、番薯、石榴等。

妊娠期饮食禁忌，还包括以下几类。

（1）活血类食物　因活血类食物能活血通经、下血堕胎，故孕期应忌食。如核桃、山楂、蟹爪等。

（2）滑利类食物　因滑利类食物能通利下焦，克伐肾气，使胎失所系，导致胎动不安或滑胎，故应避免食用。如马齿苋、荸荠、木耳、薏苡仁等。

（3）大辛大热类食物　因此类食物不仅能助生胎热，令子多疾，并可助阳动火，血行旺盛，损伤胎元，故孕期避免食用或忌用。如肉桂、干姜、花椒、胡椒、辣椒、生姜、大蒜、羊肉等。

（4）其他有关食物　因昆布能软坚化结，麦芽能催生落胎，槐花能堕胎等，故孕妇也应忌食。

产后常常亡血伤阴、瘀血内停，多虚多瘀；同时还要化生乳汁以养婴儿。因此，产后饮食应饥饱均匀，宜进食营养丰富，易于消化食物；慎食辛燥伤阴、寒凉酸收的食物。生凉瓜果之类亦不相宜，正如《饮膳正要》说："母勿太饱乳之，母勿太饥乳之，母勿太寒乳之，母勿太热乳之……乳母忌食寒凉发病之物。"孕妇产后，瘀血内停，不宜进食酸涩收敛类食物，如乌梅、莲子、芡实、柿子、南瓜等，以免不利恶露排除。

5. 饮食卫生禁忌　饮食应以新鲜干净、易于消化、有利健康为好。张仲景曾在《金匮要略》中告诫："秽饭、馁肉、臭鱼食之皆伤人""肉中有朱点者不可食"。《诸病源候论》亦指出："凡人往往因饮食勿然困闷，少时致甚，乃致死者，名曰饮食中毒。"说明饮食不洁，食物染上了病菌、毒素或寄生虫，或误食有毒的食物（如发芽的土豆、有毒的蘑菇、河豚等），不仅会致病伤人，而且还有中毒致死的危险，故应注意不食变质、有毒、不卫生的饮食，不吃被有害化学物质或放射性物质污染的食品，不食用病死的禽畜肉，不生吃海鲜、河鲜、肉类等，饮食以熟食为主。

拓展阅读

食疗方的制作方法

　　一般膳食的功能是提供能量和营养，需保持一定的质与量，同时为适应"胃口"不同而需要不断改变膳食原料与烹调方法；而食疗药膳则是根据不同体质状态、不同病症，再针对地选取原料。药膳原料的选取与组合，所强调的是科学配伍，需要在中医药理论指导下选料与配方，因而必须讲究制作的形式与方法。传统的药膳加工以炖、煮、熬为主，这样可以使食物中的有效成分在加热过程中最大限度地释放，增强功效。食疗方的制作方法主要有炖、焖、蒸、煮、熬、炒、卤、炸、烧、煨、等。药膳制作过程中处理的方法还有煸炒（如菜花、辣椒、荷兰豆、芥蓝等）、干煸（如韭黄、银针等）、滚煨（笋料等）、泡油再煨（如西兰花等）及炸（如干雀巢等）等多种。

第四节 食疗的基本原则

扫码"学一学"

案例讨论

　　案例： 杨女士，42岁。秋冬季节常有发热、头痛、无汗、怕冷、食欲不振和恶心等症状；偶尔见脾胃虚弱、少食欲呕、消瘦乏力等症状。

　　问题： 1. 杨女士为什么出现以上症状？

　　　　　　2. 可选用哪些食疗方辅助治疗？

　　　　　　3. 日常生活中应注意哪些饮食原则？

一、食疗的整体观

　　所谓整体观，是中医学的显著特点，是临床思维的基本原则。人体是一个有机的整体，人体与自然环境也是一个有机的整体。建立在中医药理论基础上的食疗，应注意协调人体内部、人体与自然环境间的相互关系，保持协调人体内外环境的统一性。

（一）平衡阴阳

　　协调统一机体阴阳，维持着人体正常的各类生理活动。疾病的发生和进展，归根结底是相对平衡的阴阳受到了破坏。"阴盛则阳病，阳盛则阴病""阴虚则热""阳虚则寒"是疾病的基本病机。食疗主要是采用补偏救弊，损有余补不足的方法，目的在调整阴阳，恢复和维持机体阴阳的动态平衡。如阳热亢盛易于耗伤阴液的病证，食疗亦采用清热保津法，选择食疗如芹菜粥、绿豆粥等，是泻阳以和阴。如阳虚不能制阴，阴寒偏盛的病证，食疗应采用温经散寒法，选择食疗如当归生姜羊肉汤、羊肉羹等，是补阳以制阴。食疗总是围绕调整阴阳平衡，合理配制膳食来调节人体的。食疗方如下。

1. 芹菜粥

【食材】新鲜芹菜 60 g，粳米 50 ~ 100 g。

【制法】将芹菜洗净，切碎，与粳米入砂锅内，加水 600 g 左右，同煮为菜粥。

【作用】固肾利尿，清热平肝。适用于高血压、糖尿病等。

2. 当归生姜羊肉汤

【食材】当归 9 g，生姜 15 g，羊肉 50 g，黄酒、食盐等调味品各适量。

【制法】羊肉洗净、切块，用开水拖过，沥干水；当归、生姜分别用清水洗净，生姜切片。将生姜下锅内略炒片刻，再倒入羊肉炒至血水干，铲起，与当归同放砂煲内，加开水适量，武火煮沸后，改用文火煲 2 ~ 3 小时，调味供用。

【作用】温中养血，祛寒止痛。主治寒疝，虚劳，产后血虚有寒，腹痛，胁痛，喜温喜按，腹中拘急，苔白，脉沉弦而涩。

（二）协调脏腑

人体脏腑之间，脏腑与躯体之间是一个统一的整体。脏腑病变可以反映到躯体某一局部，局部病变又可以体现某一脏腑病变。若一个脏腑发生病变，会影响其他脏腑的功能。食疗时应注意协调脏腑之间、整体与局部之间的相互关系，恢复机体相互间的生理平衡。如视物昏花的病证，病因是肝血不足表现于目，食疗采用滋补肝肾法，选择食疗如猪肝炒枸杞苗、猪肝羹等；如口舌生疮的病证，病因是心胃火旺反映于口舌，食疗采用清心泻火法，选择食疗如灯芯粥、竹叶芦根茶等，都是协调脏腑，统一整体与局部关系的例证。又如肺的病变，可能是本脏受邪发病，亦可能是其他脏腑病变所致。肺本脏为病，食疗应宣肺降逆，选择食疗如姜糖饮等；因肝火亢盛，木火刑金者，应泻肝火为主，选择食疗如菊花茼蒿饮等；因脾虚生痰，痰湿壅肺者，应健脾燥湿为主，选择食疗如枳术饭等；肾阴虚不能滋肺者，应滋肾润肺为主，选择食疗如百合枸杞羹等。头痛耳鸣、面红目赤，烦躁易怒，肝阳上亢的病证，既可食菊花饮、芹菜粥等以清肝潜阳；也可食山药粥、益脾饼等预护中土，以免木旺克脾；又可食桑葚膏、猪肾羹等滋肾水以涵肝木；或食竹叶粥、灯芯饮等泻心火，以达实则泻其子的目的。同样，其他脏腑的病变，也可根据脏腑间的相互关系，选择适当的食物以协调它们之间的平衡，以收到不同程度的食疗效果。食疗方如下。

1. 姜糖饮

【食材】生姜片 15 g，葱白适量，红糖 20 g。

【制法】生姜洗净，切丝，放入杯内，以沸水冲泡，盖浸 5 分钟，再调入少量红糖，应有足够的辛辣味。趁热顿服，可治疗感冒初起、发热、头痛、体痛、无汗、食欲不振和恶心等症。也可把红糖换为饴糖，以甜味为主。不拘时间和次数，代茶饮用。

【作用】适合治疗气管炎咳嗽、怕冷、食欲不振和恶心等症。

2. 益脾饼

【食材】白术 120 g，干姜 60 g，鸡内金 60 g，熟枣肉 250 g。

【制法】以上四味，白术、鸡内金皆用生者，每味各自轧细焙熟，再将干姜轧细，共和枣肉同捣如泥，作小饼。木炭火上炙干，空腹时当点心，细嚼咽之。

【作用】温中益脾。适合治疗脾胃寒湿，饮食减少，长作泄泻等症。

（三）适应四季

四季气候变化，对人体的生理功能、病理变化都会产生一定的影响。故应用食物疗法时，应注意气候特点。春季气候转温，万物生发，机体以肝主疏泄为特征，饮食应以补肝疏散为主，可选择食疗如韭菜炒猪肝、桑菊薄荷饮等；夏季炎热酷暑，万物蒸荣，腠理开泄，人体以心喜凉为特征，饮食应消暑生津为主，可选择食疗如绿豆粥、荷叶粥等；秋季凉爽干燥，万物肃杀，机体以肺主收敛为特征，饮食应平补润肺，可选择食疗如柿饼、银耳羹等；冬季气候寒冷，万物收藏，机体以肾脏阳气内藏为特征，饮食应补肾温阳，选择食疗如羊肉羹、狗肉汤等。对于疾病的食疗，也应注意季节气候特点。如春夏感冒，应选择食疗如桑菊薄荷饮、荷叶粥等辛凉食品；若秋冬感冒，则应选择食疗如生姜红糖茶、葱豉粥等辛温解表食品，所以食疗应适应气候，因时制宜。食疗方如下。

1. 绿豆粥

【食材】大米 250 g，绿豆 150 g，白砂糖 20 g，少许花生。

【制法】清水洗净大米和绿豆，将绿豆放入锅中，加清水 1750 mL 左右，旺火烧滚，移小火焖烧 40 分钟左右，至绿豆酥烂时，放入大米用中火烧煮 30 分钟左右，煮至米粒开花，粥汤稠浓即成。冷却后，加糖拌和食用。

2. 银耳羹　传统药膳，属于粤菜系。浓甜润滑，美味可口。

【食材】银耳 10 g，莲子 6 g，红枣 10 枚，冰糖、水淀粉适量。

【制法】银耳水发后，除去根部泥沙及杂质，放入碗中。红枣洗净去核，以放入碗中备用。锅上火，加入适量清水，放入银耳、莲子、红枣烧锅。待银耳、莲子、红枣熟后，加入冰糖调味，盛入碗中即可。

【作用】银耳性平、味甘淡，有滋阴润肺、养胃生津、益气强心之功效。

（四）兼顾地域

我国地域辽阔，不同地区由于气候条件、地势高低及生活习惯各有不同，人的生理活动和病变特点也不尽相同，所以进行食疗时，应照顾不同的地域分别配制食疗方法。在我国东南沿海地区，气候温暖潮湿，居民易感湿热，宜食清淡除湿的食物为主；在西北高原地区，气候寒冷干燥，居民易受寒伤燥，宜食温阳散寒或生津润燥的食物为主。例如感冒病，在西北宜用葱豉粥、姜糖苏叶饮等解表，在东南地区宜选择食疗如干葛粥、桑菊薄荷饮等解表。各地区人们口味习惯不同，山西、陕西多喜吃酸；云、贵、川湘等喜欢辛辣；江浙等地则喜吃甜咸味；东北、华北各地又喜吃咸与辛辣；沿海居民喜吃海味；西北居民喜吃乳酪等，在选择食物种类、性能、配料及调味时应予以兼顾。食疗方如下。

1. 葱豉粥

【食材】葱白若干，淡豆豉 10 g，粳米 50 g。

【制法】先煎淡豆豉，去渣取汁，入米煮粥，临熟下葱白。空腹温食。

【作用】疏风散寒，发表解肌。治风寒外感、恶寒鼻塞、无汗等症。

2. 桑菊薄荷饮

【食材】桑叶 6 g，菊花 6 g，薄荷 3 g，苦竹叶 15 g。

【制法】以上四味，蜂蜜少许，加适量水煮沸，代茶频服。

【作用】桑叶清肺热；菊花疏散风热，明目平肝；薄荷为疏散风热之要药；能迅速解除发热头痛等症状。有高血压或头痛、目眩之患者也较为适宜。

（五）因人制宜

人们的生理特征，气血盛衰是随年龄而变化的，食疗应根据年龄的特征而配制膳食。儿童生机旺盛，稚阴稚阳，易伤食罹虫，饮食应健脾消食，选择食疗如山药粥、蜜饯山楂等，慎食温热峻补食物。老年人生机减退，气血不足，阴阳渐衰，饮食宜易消化而补益，如选择食疗如琼玉膏、羊脏羹等，慎食难于消化及寒凉等食物。体质的差异，使膳食有宜凉宜温，宜补不宜补的差异。阳盛阴虚之体，饮食宜凉，宜食养阴食品，如银耳羹、法制黑豆、羊髓膏等，慎食温热补阳食物。阳虚阴盛之体，饮食宜温，宜食补阳食物，如羊肉羹、狗肉汤等，慎食寒凉伤阳食物。气虚之体饮食宜补气，如人参粥、益脾饼等。血虚之体食宜补血，如玉灵膏、当归生姜羊肉汤等。性别的不同，男女生理各有特点，配制膳食时应注意男女的区别。妇女有经孕产乳，屡伤于血，血偏不足而气偏有余，平时应食以补血为主的膳食。在经期、妊娠期宜食鸡子羹、阿胶糯米粥等养血补肾食物，慎食苋菜粥、当归生姜羊肉汤等滑利动血食物。如因脾虚白带过多，宜食山药粥、益脾饼等健脾除湿的食物。产后应考虑气血亏虚及乳汁不足等，宜选择食疗如归参鳝鱼羹、归参炖母鸡、葱炖猪蹄等益气血、通乳汁的食物。

二、辨证施食

疾病的种类繁多，病因复杂，患者也是具体的，患病症状的表现更是多种多样，差异和随机性相当大，于是就出现许多"同病异证"和"同证异病"两种情形。同一种疾病在临床上也可以表现出不同的证，也就是"同病异证"；不同的疾病在临床上也表现出相同的症状，也就是"同证异病"。

中医辨证论治理论认为，随着气候、体质、病因等不同情况的变化，疾病也是一个动态变化的过程，同一种疾病可能出现不同的证，不同的疾病也可能出现相同的证。依据不同病证而分别配制膳食的原则，我们统称为辨证施食。

（一）同病异食

同病异食是指疾病相同，证不同而需要服用不同饮食的方法。如胃脘痛，因病因、体质、生活环境、治疗过程的不同，均可表现为不相同的证，选择膳食也就各有区别，如为饮食所伤，应选择山楂糕、萝卜粥等消食和胃的食物；如为寒伤胃阳，应选择高良姜粥、豆蔻鸡等温胃止痛的食物；如为肝气犯胃，应选择梅花粥、佛手酒、玫瑰花茶等疏肝和胃的食物；如为脾胃虚寒，宜选择鲫鱼羹、大麦汤等健脾温胃的食物；如为胃阴不足，宜选择沙参粥、益胃汤等养阴益胃的食物。又如麻疹，是小儿感受麻毒后的常见传染病，在病理的演变过程中，出现初、中、末三期不同证的变化，饮食则应辨证分期配制。初期证见麻疹未透，宜选择干葛粥等发表透疹的食物；中期证见肺热壅盛，宜选择石膏粥等清热解毒的食物；后期则余热未尽，肺胃阴伤证，宜选择甘蔗茅根汁等养阴清热的饮品。食疗方如下。

山楂糕

【食材】山楂果汁、白糖、少量藕粉、水。

【制法】新鲜山楂果实，剔除杂质用水洗净阴干。放入煮锅内加水煮沸至山楂崩裂捞出，用钢丝筛滤出果肉。按 1000 g 果肉加 1000 g 白糖比例，再加入少量藕粉搅拌放到合适容器内凝结即为成品。根据需要切成条状或块状食用。

【作用】具有消食健胃，活血化瘀，驱虫之功效。

（二）异病同食

异病同食是指疾病不同，如果出现相同的证，可选择相同饮食的方法。如患久泻、脱肛、便血、崩漏、子宫下垂等疾病的患者，这些不同疾病，在疾病各自发展过程中，可出现同一病理过程，都表现为相同的中气下陷证，则都可选择参苓粥、归芪鸡等提升中气的饮食。食疗方如下。

参苓粥

【食材】粳米 100 g、人参 10 g、茯苓 10 g、生姜 10 g、食盐少许。

【制法】茯苓、人参、生姜水煎，去渣取汁。将粳米下入药汁内煮作粥，临熟时加入少许食盐，搅匀。空腹食用。

【作用】益气补虚，健脾养胃。用于脾胃虚弱，少食欲呕，消瘦乏力。

同病异食与异病同食，是辨证论治在食疗应用上的体现，它们都是依据疾病的本质，有针对性地选择饮食，因而辨证施食是提高食疗效果的基本原则。

拓展阅读

神医华佗

相传，神医华佗曾给两个都患了头痛身热、症状完全相同的患者看病，在给他们开方时，一个用了泻下药，一个用了发汗药。有人大惑不解地问华佗："为什么同样症状却开出了不同的药方？"华佗说："他们两个人一个是内实证，一个是外实证，所以要用不同的治法。"到了第二天，两个人的病全都好了。

第五节　主要食疗法则

案例讨论

案例：王小姐最近感觉全身疲倦乏力、声音低沉、动则气短、易出汗，头晕心悸、面色萎黄、食欲不振。

问题：选择什么样的食品益于王小姐的健康？

扫码"学一学"

选择具有不同功能的食物，或通过食物与中药配伍，经过烹调加工，可以制成体现中医的汗、下、温、清等不同法则的饮食物。食物的治疗性能有一定的范围，故食疗仍是以食为主。主要的食疗法则有补气益脾法、补血滋阴法、补肾益精法和益胃生津法。

一、补气益脾法

补气益脾法是根据脾虚气弱病机拟定的治法，脾虚气弱，是指脾胃功能渐衰，导致气虚的病理改变，常以食少便溏，四肢倦怠，少气懒言为主症，气虚当补气。

气虚之体的主要表现为：少气懒言、全身疲倦乏力、声音低沉、动则气短、易出汗、头晕心悸、面色萎黄、食欲不振，虚热，自汗，脱肛，子宫下垂，舌淡而胖，舌边有齿痕，脉弱等，为功能减退。

气虚者需补气，补气的药物可选用人参、黄芪、党参等。

补气虚食品：牛肉、鸡肉、猪肉、糯米、大豆、白扁豆、大枣、鲫鱼、鲤鱼、鹌鹑、黄鳝、虾、蘑菇等。可经常交替选服。

气虚忌食物品：山楂、佛手柑、槟榔、大蒜、苤蓝、萝卜缨、芫荽（香菜）、芜菁（大头菜）、胡椒、荜拨、紫苏叶、薄荷、荷叶；忌食或少食：荞麦、柚子、柑、金橘、金橘饼、橙子、荸荠、生萝卜、地骷髅、芥菜、薤白、君达菜、砂仁、菊花、茶叶及烟酒。

相应膳食：怀山百合莲子汤；参药煨乳鸽；五香牛肉；花生米大枣烧猪蹄。

1. 补益肺气法　选用大枣、饴糖、蜂蜜、鸡肉和人参、党参、黄芪制成粥。

2. 补益脾气法　选用糯米、猪肚、鸡肉、党参、白术、山药制成粥、面等。

3. 健脾除湿法　选用莲子、芡实、薏米仁、赤小豆、扁豆、鲫鱼、鳝鱼和茯苓、白术等制成粥、汤。

4. 益气升陷法　用鸡肉、羊肉、鸽子肉、黄芪、党参、升麻、人参制成食。

5. 益气摄血法　选用花生、大枣、龙眼肉、鳝鱼、墨鱼和黄芪、三七制成食。

二、补血滋阴法

补血滋阴法是补血法和滋阴法的总称。有益气生血法、补血养心法、补血养肝法，另还有滋阴熄风法、滋阴清补法等。

血虚之体的主要表现：面色萎黄苍白，唇爪淡白，头晕乏力，眼花心悸，失眠多梦，大便干燥，妇女经水愆期、量少色淡、舌质淡、苔滑少津、脉细弱等。

进补宜采用补血、养血、生血之法，补血的药物可选用当归、阿胶、熟地、桑葚子等。

1. 补血虚食品　乌骨鸡、黑芝麻、胡桃肉、龙眼肉、鸡肉、猪血、猪肝、红糖、赤豆等，可经常交替选用。

2. 血虚忌食物品　荸荠、大蒜；忌食或少食：海藻、草豆蔻、荷叶、白酒、薄荷、菊花、槟榔、生萝卜等。

相应膳食：当归熟地乌骨鸡；怀山牛腩煲；怀菊带鱼；玫瑰怀菊露。

阴虚又称阴虚火旺，俗称虚火，阴虚之体的主要表现为：怕热，易怒，面颊升火，口干咽痛，大便干燥，小便短赤或黄，舌少津液，五心（两手心、两脚心与头顶心）烦热，盗汗，腰酸背痛，梦遗滑精，舌质红，苔薄或光剥，脉细数等。

进补宜采用补阴、滋阴、养阴等法，补阴虚的药物可选用生地、麦冬、玉竹、珍珠粉、银耳、冬虫夏草、石斛、龟板等。

3. 补阴虚食品　甲鱼、燕窝、百合、鸭肉、黑鱼、海蜇、藕、金针菇、枸杞头、荸荠、生梨等，可经常交替选服。

4. 阴虚忌食物品　胡椒、肉桂；忌食或少食：狗肉（脑血管患者禁食）、羊肉（肝炎患者禁食）、雀肉、海马、海龙、獐肉、锅巴、炒花生、炒黄豆、炒瓜子、爆米花、荔枝、龙眼肉、佛手柑、杨梅、大蒜、韭菜、芥菜、辣椒、薤白、生姜、砂仁、荜拨、草豆蔻、花椒、白豆蔻、大茴香、小茴香、丁香、薄荷、白酒、香烟、红参、肉苁蓉、锁阳等。

相应膳食：金盆富贵豆腐；怀山小捆肉；怀菊大枣银耳羹；甲鱼怀牛膝汤；农夫烤鱼；怀膳一品肘；金盆富贵豆腐；怀山煨土鸡；参药煨乳鸽；何首乌煨猪肝。

三、补肾益精法

此法具有补肾气、充元阳、填精髓、强筋骨等功效。

1. 补肾滋阴法　选用芝麻、黑豆、枸杞、桑葚、牛奶、猪肾等制成枸杞炒腰花、双耳羹等。

2. 温补肾气法　选用胡桃仁、栗子、韭菜、豇豆、狗肉、麻雀肉和肉苁蓉、淫羊藿、附子等制成胡桃仁炒韭菜、狗肉汤等。用于腰膝酸软、畏寒肢冷、夜尿清长、阳痿遗精等症。

3. 填精补髓法　选用芝麻、黑豆、龟肉、海参、淡菜、猪脊髓、羊脊髓和肉苁蓉、鹿茸、枸杞等制成食。用于肾精亏虚、腰膝酸软、足膝痿软、须发早白、发育迟缓等症。

阳虚：又称阳虚火衰，是气虚的进一步发展，阳虚之体的主要表现为；除有气虚的表现外，平时怕冷，四肢不温，喜热饮，体温常偏低，腰酸腿软，阳痿早泄，小腹冷痛，乏力，小便不利，舌质淡薄，苔白，脉沉细等。进补宜补阳、益阳、温阳。补阳虚的药物可选用红参、鹿茸、杜仲、虫草、肉桂、海马等。

补阳虚食品：黄牛肉、狗肉、羊肉、牛鞭、海参、淡菜、胡桃肉、桂圆、鹌鹑、鳗鱼、虾、韭菜、桂皮、茴香等，可经常交替选服。

阳虚忌食物品：鸭肉、兔肉、獭肉（水狗肉）、甜瓜；忌食或少食：鸭血、鸭蛋、阿胶、牛奶、酸奶、甲鱼、螃蟹、田螺、螺蛳、蚌肉、蚬肉、柿子、柿饼、柚子、柑、香蕉、无花果、西瓜、青苦瓜、地瓜、菜瓜、生藕、生萝卜、丝瓜、冬瓜、紫菜、地耳、金针菇、草菇、落葵、莼菜、发菜、君达菜、罗汉果、荸荠、菊花脑、薄荷、金银花、菊花、槐花等。

相应膳食：海马怀补鸡；三鞭怀补凹腰汤；韭菜怀补虾；爆炒腰花；长生煨老鸭；

此外，食疗法则还有益胃生津法，益胃生津法是益胃生津法和润燥生津法的总称。

益胃生津法：选用梨、甘蔗、荸荠、藕、牛奶、芝麻、蜂蜜、麦冬、石斛制成。

润燥生津法：梨、百合、柿、枇杷、蜂蜜、冰糖、猪肺、牛奶、沙参、麦冬制成食。

拓展阅读

乌鸡汤的营养价值与功效

乌鸡汤是粤菜的代表之一。主要做法有阿胶红枣乌鸡汤、乌鸡白凤汤、乌鸡天麻汤、五彩乌鸡丝、五味乌鸡补血汤等。

阿胶红枣乌鸡汤是以乌鸡、阿胶、桂圆、红枣搭配熬成的一种汤。乌鸡汤有补血养颜、强壮身体、滋补肝肾、益气补血、滋阴清热、调经活血的作用。乌鸡本身的营养非常好，是蛋白质和矿物质的良好来源，阿胶红枣乌鸡汤具有养肝、滋阴、补血养颜、益精明目的作用。对体虚血亏、肝肾不足、脾胃不健、产妇、手术后恢复身体的人效果更佳。它的多种矿物质含有硒、锌，对提高免疫力也有一定帮助。

扫码"学一学"

第六节　饮食卫生

> **案例讨论**
>
> **案例：** 在端午节，某校学生在某餐厅举行晚餐聚会，用餐时间为 17：30 至 18：30，所吃食物有凉拌熟肉、雪糕、啤酒、酸奶等。到晚 21：00 至次日凌晨 2：00，有一半以上就餐学生相继出现不同程度的头昏头痛、恶心呕吐、腹痛腹泻，腹泻水样便等症状，严重者每小时连续腹泻数次。
>
> **问题：** 1. 这种情况首先应考虑是什么性质的疾病？
>
> 2. 导致这种情况发生的原因是什么？
>
> 3. 常见的细菌性食物中毒疾病有哪几种？

饮食有节是中医饮食养生的一个重要原则，《吕氏春秋》云："食能以时，身必无灾。"《尚书》也说："食哉惟时。"说明古人 2000 年前就有吃饭定时的记载。我国绝大部分地区的一日三餐制，每餐间隔 4~5 小时，是很有道理的。节量是指在饮食的数量上给以适当调节和节制。孙思邈主张："食欲数而少，不欲顿而多，多则难消也。常欲令如饱中饥，饥中饱耳。"这种似饥非饥，似饱非饱的饮食原则对人体健康十分有益。对于老年人而言，由于生理机能衰退，消化功能减弱，就更应该在保证人体生理机能需要的前提下节制饮食。过节暴饮暴食尤其有害。

一、饮食有节

饮食有节是指每天进食宜定时，定量，不偏食，不挑食。主要有两层含义，一是指进食的量，一是指进食的时间。

1. 定量　饮食定量，主要强调饮食要有限度，保持不饱不饥，尤其是不暴饮暴食。否则会使肠胃功能紊乱，导致疾病的产生。如《黄帝内经》所说："饮食自倍，肠胃乃伤。"人体对食物的消化、吸收和利用，主要靠脾胃的功能正常，若饮食过量，短时间内突然进食大量食物，势必加重胃肠负担，使食物不能及时消化，进一步影响营养物质的吸收和输送，从而产生一系列疾病。相反，进食过少，则人体生命活动缺乏物质基础，日久会导致营养不良以及相应病变的发生。因此，饮食有节，食量有度是保证身体健康的重要条件。

如果要健康，最好"七分饱"，为了控制食欲，可以采取五个方法：①把握好吃饭的时间，最好在感到有点饿时开始吃，而且每餐在固定时间吃，这样可避免太饿后吃得又多又快；②饭前 20 分钟喝汤；③细嚼慢咽，吃饭至少保证 20 分钟，因为从开始吃到经过 20 分钟后，大脑才会接收到吃饱的讯息，建议可以用小汤匙代替筷子；④多吃些凉拌菜和粗粮，生的食物不好好咀嚼就咽不下去，喝燕麦粥一定比喝白米粥慢，吃全麦馒头也比吃白馒头的速度慢；⑤每天充分饮水 1500~1700 mL。

2. 定时　我国传统的进食方法是一日三餐，即早、中、晚三餐。这与饮食在胃中停留和传递的时间有关。食物进入胃中，一般素食 4 小时，肉食约 6 小时，然后由胃经十二指肠进入小肠，当胃中空到一定程度时，便产生饥饿感，故可再度进食。研究证明，早、中、晚这三个时间内人体的消化功能特别活跃。按照相对固定的时间，有规律地进食，可以保证消化、吸收功能有节奏地进行活动，脾胃协调配合，肠胃虚实交替，有张有弛，食物则可有条不紊地被消化、吸收和利用。若不分时间，随意进食，零食不离口，就会使肠胃长时间工作，得不到休息，以致肠胃消化的正常规律被打破，胃肠虚实无度，久而久之可发生脾胃病变。

3. 三餐合理搭配　在一日三餐中，历来主张"早餐好，午餐饱，晚饭少"。这与人体昼夜的生理变化有关。因为人身的阴阳气血的运行，在昼夜中有盛衰的不同。目前营养上建议早中晚餐的热量比例为 3：4：3。

早餐时间，经过一夜的休息，早晨阳气活动开始旺盛，胃中处于相对空虚状态，急需补充营养，以满足上午的工作需要。早餐是一天中最重要的一顿饭，每天吃一顿好的早餐，可使人长寿。早餐要吃好，是指早餐应吃一些营养价值高、少而精的食物。早餐在设计上选择易消化、吸收，纤维质高的食物为主，最好能在生食的比例上占最高。

午餐时间，处于一日当中，且经半天的劳动，消耗较多，故宜适当多进食，才能弥补损耗，满足下午劳动工作的需要。俗话说"中午饱，一天饱"。说明午餐是一日中主要的一餐。因此，不同年龄、不同体力的人午餐热量应占他们每天所需总热量的 40%。主食根据三餐食量配比，应在 150～200 g，可在米饭、面制品中任意选择。副食在 240～360 g，以满足人体对无机盐和维生素的需要。副食种类的选择很广泛，如：肉、蛋、奶、禽类、豆制品类、海产品、蔬菜类等，按照科学配餐的原则挑选几种，相互搭配食用。

晚餐比较接近睡眠时间，一般活动较少，消耗不多，不宜吃得太饱。晚餐应选择含纤维和碳水化合物多的食物。一般而言，晚上多数人血液循环较差，所以可以选些天然的热性食物来补足此现象，例如辣椒、咖喱、肉桂等皆可。寒性蔬菜如小黄瓜、菜瓜、冬瓜等晚上用量少些。当然，一些夜生活丰富者，晚餐不仅要好，还要加夜宵。

4. 饮食过量对人体的危害　现代人天天有得吃，顿顿吃得好。假设一个人的胃每天能容纳 1 斤的食物，其实只需填充一半，就足够一整天的消耗所需。若是吃过量或是吃太饱，只会让身体的机能超过负荷，造成一系列的健康问题。

吃得过饱所带来的直接危害，就是胃肠道负担加重，消化不良。常吃高脂肪高蛋白的食物，多余的热量合成脂肪在体内储存，会使人发胖，肥胖还会带来心血管疾病、高血压、糖尿病、脂肪肝等。过多的食物进入消化系统，也会降低其他器官的功能，使人处于疲劳状态，昏昏欲睡，还会造成反应迟钝，加速大脑衰老。

二、清洁卫生

人类是食品污染的主要来源，经常通过手、呼吸、头发和汗液污染食品，咳嗽和打喷嚏也能传播致病性微生物。工人清除身体和动物排泄物的过程也容易导致食品受致病性微生物的污染。食品加工者能传播致病性微生物。

1. 个人卫生　食品生产经营人员应有一定的食品知识、食物的营养知识和卫生知识。这是最起码的要求。

食品生产经营人员应当时刻保持个人卫生，生产、销售食品时，必须将手洗净，穿戴清洁的工作衣、帽；销售直接入口食品时，必须使用售货工具；食品生产经营人员每年必须进行健康检查；新参加工作和临时参加工作的食品生产经营人员必须进行健康检查，取得健康证明后方可参加工作。凡患有痢疾、伤寒、病毒性肝炎等消化道传染病（包括病原携带者），活动性肺结核，化脓性或者渗出性皮肤病以及其他有碍食品卫生的疾病的，不得参加接触直接入口食品的工作。

2. 环境卫生　贮存食品的场所、设备应当保持清洁，无霉斑、鼠迹、苍蝇、蟑螂和其他有害昆虫，仓库应当通风良好。禁止存放有毒、有害物品及个人生活物品。食品应当分类、分架、隔墙、离地存放，并定期检查、处理变质或超过保质期限的食品。

3. 食品的采购、贮存的卫生要求

（1）问清货物来源，不要采购来路不明的食品及死因不明的禽、畜。

（2）注意食品卫生质量，不要采购不新鲜、变质、生虫、有毒、有害或过期食品。

（3）对定型包装食品索取检验合格证，看商标标志，不要采购无证明和商标标志，项目不全的食品。从外地购进食品应索取食品的检验合格证或化验单。

4. 如何识别食品标签　食品标签是指预包装食品容器上的文字，图形，符号，以及一切说明物。预包装食品是指预先包装于容器中，以备交付给消费者的食品。食品标签必须按照《预包装食品标签通则》正确标注各项内容。包括食品的名称、配料表、净含量及固形物含量、制造者及经销商的名称和地址、生产日期和贮存指南、质量等级、产品标准号、保质期等。标签内容齐全，标签内容完整、规范和真实。

食品标签的所有内容，不得以错误的、引起误解的或欺骗性的方式描述或介绍食品，也不得以直接或间接暗示性的语言、图形、符号导致消费者将食品或食品的某一性质与另一产品混淆。此外，根据规定，食品标签不得与包装容器分开；食品标签的一切内容，不得在流通环节中变得模糊甚至脱落，食品标签的所有内容，必须通俗易懂、准确、科学。食品标签是依法保护消费者合法权益的重要途径。

食品保质期是指最佳食用期，在标签上规定的条件下，保持食品卫生质量和营养的期限。在此期限内，食品完全适于销售，并符合标签内容和产品标准中所规定的卫生质量。

≡ 拓展阅读

《中华人民共和国食品安全法》简介

《中华人民共和国食品安全法》由中华人民共和国第十二届全国人民代表大会常务委员会第十四次会议于 2015 年 4 月 24 日修订通过，自 2015 年 10 月 1 日起施行。2018 年 12 月 29 日重新公布。内容共分 10 章 154 条，包括总则、食品安全风险监测和评估、食品安全标准、食品生产经营、一般规定、生产经营过程控制、标签、说明书和广告、特殊食品、食品检验、食品进出口、食品安全事故处置、监督管理、法律责任、附则。

新的《食品安全法》贯彻了中央的四个"最严"（最严谨的标准、最严格的监管、最严厉的处罚、最严肃的问责）的要求，按照最严厉的处罚、最严肃的问责，加大了对各类违法行为的惩处力度。

本章小结

本章主要介绍了食疗的基础知识，食疗的发展史、食物的性能、食物的应用、食疗的原则及食疗法则，其中食物的性能、食疗的原则是重点掌握的内容。

1. 食物的性能，主要是性、味、归经及其功能，是食疗的基础。性，也称"四气"，即寒、凉、温、热；食物的味，概括为辛、甘、酸、苦、咸五种味道；归经，即食物作用的定位；就是将食物的作用与人体的脏腑经络密切联系起来，从而为食疗的应用提供依据。

2. 食物的应用从食物的配伍、平衡膳食、合理利用、食品的类型、饮食禁忌五个方面对食物的正确应用进行了相应的阐述。

3. 食疗基本原则有整体观及辨证施膳。食疗的整体观包括平衡阴阳、协调脏腑、适应四季、兼顾地域、因人制宜；辨证施膳包括同病异食、异病同食。

4. 食疗的三个法则，包括补气益脾法、补血滋阴法、补肾益精法。

5. 饮食有节是中医饮食养生的一个重要原则。即每天进食宜定时、定量、不偏食、不挑食，并做到三餐合理搭配。食品清洁卫生，必须从个人卫生、环境卫生、食品的采购、贮存等方面做起。

? 思考题

1. 简述中医食疗的起源与发展过程。食物疗法的特点有哪些？
2. 食物的性味主要有哪些内容呢？四气、五味有哪些内容？
3. 食物禁忌的内容有哪些？举例说明单味食物的应用及食物之间的配伍关系。
4. 简述食疗整体观包括的主要内容。同病异食与异病同食的含义是什么？
5. 某孕妇生产后需要恢复身体，请为其设计食谱。

📝 实训九　食品标签、配料表、营养标签解读

一、实训目的

掌握食品标签与配料表的正确识别方法，掌握食品营养标签的内容及格式。

二、实训原理

食品标签必须标示的内容有：食品名称、配料表、净含量和规格、生产者和（或）经销者的名称、地址和联系方式、生产日期和保质期、贮存条件、食品生产许可证编号、产品标准代号及其他需要标示的内容。GB 7718—2011《食品安全国家标准 预包装食品标签通则》是我国强制性国家标准。

食品营养标签是向消费者提供食品营养成分信息和特性的说明，包括营养成分表和附加的营养信息。GB 28050—2011《食品安全国家标准 预包装食品营养标签通则》是我国强

制性国家标准。

三、实训操作

　　每位同学收集 1 个食品标签，对照 GB 7718—2011《食品安全国家标准 预包装食品标签通则》内容进行食品标签和配料表解读，整理结果填于下表。

项目	内容	是否符合国家标准（符合打钩，不符合说明原因）
食品名称		
配料表		
净含量和规格		
生产者和（或）经销者的名称		
地址和联系方式		
生产日期和保质期		
贮存条件		
食品生产许可证编号		
产品标准代号		
其他		

（张加赢　刘 岩　孙国勇）

第六章　食物类别与性能

知识目标

1. **掌握**　谷、豆类、果、蔬类、肉食类、水产食品、蛋及蛋制品、酿造类食物的食疗功效和食用注意。
2. **熟悉**　谷、豆类、果、蔬类、肉食类、水产食品、蛋及蛋制品、酿造类食物的性味归经。
3. **了解**　常见谷、豆类、果、蔬类、肉食类食物的加工、贮存方法；水产品选择食用的注意事项；奶粉的种类及其质量特征；常用酿造类食物的种类。

能力目标

1. 能够判断常见食物的性味归经；分辨不同食物的营养特点。
2. 能够根据食物的食疗功效选择适宜食物；根据不同消费人群正确选择需要的食品。

第一节　谷、豆类

扫码"学一学"

案例讨论

　　案例：王先生，45岁，公司高管。最近因体重骤降，体检查出患有糖尿病，医生让其合理控制谷类的摄入，并适当摄入粗粮。但是他很困惑不知道如何控制谷类摄入。

　　问题：王先生该如何控制谷类食品的摄入？

　　中华民族有五千多年的饮食文化，衍生了药食同源、食疗养生的观念，饮食不但可以使人温饱，也可作为调养身体，滋补身心之用，其中谷物是饮食中的基石。《素问·脏气法时论篇》即有"五谷为养"，五谷指黍、稷、稻、麦、菽。李时珍在《本草纲目》中记载谷类有33种、豆类有14种。

一、谷类

（一）概述

　　我国食用的主要谷类有大米、小麦，其他的有玉米、高粱、燕麦、大麦，荞麦等称作杂粮。谷类食物在我国的膳食结构中占有突出的地位。一般来说，人体每日摄入的能量60%～70%、蛋白质约50%由谷类提供，同时，谷类也是一些矿物质和B族维生素的主要来源。

现代研究表明，谷物中含有高膳食纤维及营养素、糖类、蛋白质及维生素等。谷类中营养素含量最大的是糖类，占谷类营养素的 75% ~ 77%，糖类主要形式为淀粉，含量可达 70% 以上；其次是蛋白质，占谷类营养素含量的 6% ~ 10%，其蛋白质主要由谷蛋白和醇溶蛋白组成，其营养价值低于一般的动物性蛋白质；而脂肪含量较低，为 1% ~ 2%。谷类是膳食中 B 族维生素，特别是维生素 B_1 和烟酸的重要来源。由此可见，谷物类食物对于提供身体热量、治疗疾病、保持健康、美容健美等，都有很显著的作用。

近年来由于经济水平明显提高，人们对精米白面的需求日益增长，提倡粗细粮混食等方法来克服精米白面的营养缺陷。大米在淘洗过程可使水溶性维生素和无机盐有损失，维生素 B_1 可损失 30% ~ 60%，维生素 B_2 和烟酸可损失 20% ~ 25%，无机盐可损失 70%。营养素损失程度与淘洗次数、浸泡时间和用水温度密切相关。淘米时水温高、搓洗次数多、浸泡时间长，营养素的损失越大。

（二）常用谷类

1. 小麦

【性味归经】味甘，性凉。归心、脾、肾经。

【营养作用】含有淀粉、蛋白质、糖类、淀粉酶、蛋白质分解酶、脂肪和维生素（B、E）等，并含有粗纤维、古甾醇、亚磷脂、尿胆素、精氨酸、麦芽糖酶等。小麦中含有的维生素 E 具有抗氧化作用，含有的亚油酸具有减低胆固醇作用，能预防动脉硬化等心血管疾病。

【食疗功效】小麦具有补心养肝、除烦止渴、利小便、调理脾胃之效，主治口干咽燥、小便不畅、精神恍惚、烦躁不安等，并可缓和脚气病、末梢神经炎、自汗、盗汗、多汗等。

【食用注意】若长期食用加工过于精细的面粉，因其胚乳、糊粉层中的营养成分损失过多，容易导致食欲减退、皮肤干燥等。

2. 大米

【性味归经】味甘，性平。归脾、胃经。

【营养作用】含淀粉、蛋白质、脂肪、维生素 A、维生素 B、维生素 E 及纤维素、钙、磷、铁等物质。除淀粉外，其他营养成分大多藏于米粒的胚芽和上膜中。

【食疗功效】大米具有健脾养胃、除烦渴、补中益气、益精强志、通四脉、和五脏之效，常用于腹痛、腹泻、虚劳损伤者。对于发热或久病初愈、产后妇人与老年人或者消化能力减弱的婴幼儿也较为合适。

【食用注意】不要食用加工过于精细的大米，以免其胚乳、糊粉层中营养成分损失过多，使营养价值降低。此外，食用前淘洗次数不宜过多，以免使谷皮与谷膜内的维生素和无机盐流失。胃酸过多者不宜多食大米。

3. 小米

【性味归经】味甘咸，性寒。归脾、胃、肾经。

【营养作用】含有多种维生素、蛋白质、脂肪和碳水化合物，营养价值较高，每 100 g 小米含蛋白质 9.7 g、脂肪 3.5 g，都不低于稻、麦。一般粮食中不含有的胡萝卜素，而小米每 100 g 含量达 0.12 mg，维生素 B_1 的含量位居所有粮食之首。小米含糖也很高，每 100 g

含糖 72.8 g，产热量比大米高许多。另外，小米因富含维生素 B_1、维生素 B_2 等，还具有防止消化不良及口角生疮的功能。

【食疗功效】小米具有益肾和胃、除热、利小便之效，主治阳盛阴虚、因胃不和而夜不能寐者。对脾胃虚热、反胃呕吐、腹泻与产后、病后体虚或失眠者有益。可用于脾胃虚弱，呕逆少食，或消渴口干、烦热。

【食用注意】食用前不要淘洗次数太多或用力搓洗，而使小米外层的营养素流失。《日用本草》中记载"与杏仁同食，令人吐泻"。

4. 玉米

【性味归经】味甘淡，性平，无毒。归胃、膀胱经。

【营养作用】含有蛋白质、淀粉、钙、磷、铁等，玉米须含 β–谷甾醇（一种挥发性的生物碱）、葡萄糖、多缩戊糖、玉蜀黍酸、苹果酸、柠檬酸、酒石酸、草酸、树脂、木胶、维生素 K 等。玉米粒中还含丰富的脂肪，这种脂肪为不饱和脂肪，有助于人体内脂肪与胆固醇的正常代谢，并含有高量的卵磷脂，故对动脉硬化、冠心病、心肌梗死及血液循环障碍等疾病有一定的防治作用。玉米除含维生素 B_1、维生素 B_2 外，还含有叶红素（维生素 A 原），故玉米糊和玉米菜肴能降低肠发酵。

【食疗功效】玉米具有补中健胃、宁心活血、除湿利尿等功效；用于脾胃不健、饮食减少或小便不利或水肿诸证，适合水肿、脚气病者。玉米可降低血脂，对高血脂、动脉硬化、心脏病、心肌梗死等心血管疾病患者有益；并能延缓人体衰老，预防脑功能退化，增强记忆力。

【食用注意】应避免一次食用过多，容易导致胃闷胀气；不宜食用因受潮发霉进而产生黄曲霉毒素等致癌物质的玉米。

5. 高粱米

【性味归经】味甘涩，性温，无毒。归脾、胃经。

【营养作用】高粱米含有碳水化合物、蛋白质、脂肪、膳食纤维、维生素（维生素 B_1、维生素 B_2、维生素 C）及钙、磷、钾、硒等物质。

【食疗功效】高粱米具有温中、固肠胃、健脾渗湿、止痢、利小便、止喘满之效。可用于脾胃虚弱、食积不消、少食腹泻等症。

【食用注意】高粱烹煮过程中最好不要加盐，以免使所含的维生素 B_1 遭到破坏。糖尿病患者应禁食；便秘、体质燥热者不宜食用。

6. 薏米

【性味归经】味甘淡，微寒，无毒。归脾、胃经。

【营养作用】含有糖类、脂肪、蛋白质、氨基酸以及薏苡酯、三萜化合物等物质。薏米不仅为优良的营养品，且具有利尿和抗癌的作用，适用于脚气水肿、赘疣及癌瘤初期。

【食疗功效】薏米具有健脾渗湿、清热排脓、除痹之效。主治风湿身痛、湿热脚气、湿痹水肿、喉痹痈肿。适用于久病体虚、泌尿系统感染者；还可缓和胃肠轻度炎症，达到止泻作用。

【食用注意】薏米属于凉性食物，会使体态瘦弱者出现阴虚火旺的症状，故体态瘦弱者不宜多食。此外，生理期间的女性、排便困难者、孕妇、小便多者最好也不多用。

7. 燕麦

【性味归经】味甘，性温。归脾、胃经。

【营养作用】含淀粉、脂肪、蛋白质、维生素（B₁、B₂），叶含 α - 氨基己二酸等。用燕麦米之细面加工制成燕麦片，用于病后体虚者食之。

【食疗功效】燕麦具有补益脾肾、润肠止汗、催产、止血之功效，主要用于吐血、血崩、白带、便血、自汗等，可补虚，适合老弱妇孺食用。燕麦可增强人体气力，增进食欲，达到延年益寿、抑制胆固醇、调理病后体弱等作用；还可预防心脏病、高血压，缓解糖尿病等。

【食用注意】无特殊食用禁忌，但体虚便清及妊娠妇女慎用。

二、豆类

（一）概述

豆类的营养价值较高，含有丰富的蛋白质、糖类、脂肪、矿物质和维生素等。其蛋白质含量在 20% ~ 40%，比谷类高 2 ~ 3 倍，比薯类高 5 ~ 10 倍。尤其是大豆类，其蛋白质的含量是粮谷的 3 ~ 5 倍，有"植物肉"和"绿色乳牛"的美誉。豆类糖的含量为 20% ~ 30%，其中一半左右为淀粉、蔗糖等可消化吸收的碳水化合物；另一半多为纤维素，不能被人体吸收利用，在肠道细菌的作用下可分解为二氧化碳和氨，引起腹部胀气。豆类平均含脂肪量 18% 左右，是一般谷类脂肪含量的 10 倍左右，其中不饱和脂肪酸含量高达 85%（亚油酸达 50% 以上）；磷脂约占 16%，高于鸡蛋磷脂的含量，常被推荐为防治冠心病、高血压、动脉粥样硬化等疾病的理想食品。豆类含有丰富的矿物质和维生素，其钙、铁、磷、B 族维生素与烟酸的含量高于谷类，并含有一定的胡萝卜素和维生素 E。豆类氨基酸的组成及比例比较适合人体的需要，所含 8 种必需氨基酸中，赖氨酸的含量较高，而蛋氨酸的含量稍低。许多豆类新鲜的豆荚、种子和茎、叶还含有维生素，为富有营养的蔬菜。

豆类含有蛋白酶抑制剂，加水煮熟可将其破坏，因此经过加工的豆类蛋白质消化率、利用率均有所提高，如整粒大豆的蛋白质消化率为 65% 左右，加工成豆浆后可提高到 85% 左右，加工制成豆腐后其蛋白质消化率为 92% ~ 96%，其营养价值明显提高。

（二）常用豆类

1. 绿豆

【性味归经】味甘，性凉，无毒。归心、胃经。

【营养作用】含蛋白质、脂肪、碳水化合物、钙、磷、铁、胡萝卜素、硫氨酸、核黄素、烟酸等。民间常用于防治痱子、疥疮、湿疹，有消炎止痒的作用。也用于治疗腮腺炎和面部褐斑。

【食疗功效】绿豆具有清热解毒、利尿消肿、消暑生津、润喉止渴及明目降压之效。对于热病或中暑所致的心烦口渴、咽喉炎、脓疮，或服用巴豆、附子等热药引起的中毒或不良反应等有疗效。另外，绿豆还可清心安神、治虚烦、改善失眠多梦及精神恍惚，能有效清除血管壁中胆固醇和脂肪堆积，防治心血管病变。夏季食用之，有利湿清热预防中暑之效。

【食用注意】绿豆性凉，脾胃虚寒、大便便溏、肾气不足、腰酸肢冷之人尽量少食用。绿豆容易导致胀气，消化不良者应适量食用。

2. 黄豆

【性味归经】味甘，性平，无毒。归脾、胃经。

【营养作用】含丰富的蛋白质，一定量的脂肪酸和碳水化合物、维生素 A、维生素 B_1、维生素 B_2、维生素 E，烟酸、胆碱及钠、钙、磷、铁等矿物质。500 g 黄豆含蛋白质相当于 1000 g 瘦肉或 1500 g 鸡蛋或 6000 g 牛奶的蛋白质含量。黄豆中的卵磷脂可除掉附在血管壁上的胆固醇，从而维持血管的软化，并可防止肝脏内积存过多的脂肪。黄豆中含有的可溶性纤维，既可通便，又可减少胆固醇。黄豆中含有一种抑胰酶的物质，对糖尿病有一定疗效。黄豆中的铁不仅含量多，而且易于被人体所吸收，故对缺铁性贫血有疗效。

【食疗功效】黄豆具有健脾利湿、润燥消水、解毒之效。可用于脾胃虚弱、气血不足、消瘦萎黄、脾虚水肿、脚气病等，还能预防并改善乳癌、前列腺癌等，舒缓妇女更年期症状、骨质疏松症等，也可用于误食毒物或热药所致的中毒或不良反应。此外，黄豆有消除血管壁上的胆固醇、保持血管软化、改善缺铁性贫血和神经衰弱、预防便秘等作用。

【食用注意】黄豆不易被肠胃所消化，易有饱胀感，最好避免过量食用。其中嘌呤含量较高，故不适合痛风、尿酸过高的患者。此外，生黄豆中含有抑制蛋白质消化的胰蛋白酶酵素抑制剂，加热后此成分会消失，不宜生食。

3. 黑豆

【性味归经】味甘，性平，无毒。归脾、肾经。

【营养作用】含脂肪、蛋白质、糖类、维生素 A、烟酸及黑色素等。

【食疗功效】黑豆具有祛风除热、调中下气、补肾益阴、健脾利湿、解毒、明目之效。适于肾虚消渴多饮或肝肾不足，头昏目暗，还可应用于脾虚水肿、脚气病或服用乌头、巴豆等热药所致的中毒或不良反应。黑豆具有促进胆固醇代谢、降血脂，预防动脉血管硬化、血管栓塞的效果。

【食用注意】由于豆类的嘌呤含量较高，尿酸过高的人不宜一次食用太多。

4. 红豆

【性味归经】味甘酸，性平，无毒。归脾、大肠、小肠经。

【营养作用】含有淀粉、脂肪、蛋白质、维生素 A、维生素 B、维生素 C、植物皂素和铝、铜等矿物质。

【食疗功效】红豆具有利水消肿、解毒排脓、健脾止泻、利尿、清热除湿之效。内服用于脾虚水肿、脚气、小便不利、腹泻、肠痛，或痢疾、痔疮、大便带血者；外用可排脓，治疗疔痈丹毒等。哺乳期妇女多食红豆，能增加母乳分泌。另有药用之赤小豆，形状较红豆细长，临床上消除水肿及利尿效果较显著。

【食用注意】因红豆有利尿效果，尿多者应避免食用。因红豆药性较平缓，若用于治疗水肿症状，宜长期食用。

▤ 拓展阅读

饮食多样，谷类为主

据 2012 年中国居民营养与健康调查数据，我国居民膳食中 50% 以上的能量、蛋白质、维生素 B_1、烟酸、锌和镁，40% 的维生素 B_2、铁和 30% 的钙都是来自谷豆类食物。近 30 年来，我国居民的谷类消费量逐年下降，动物性食物和油脂摄入量逐年增多，导致能量摄入过剩；谷类过度精加工导致 B 族维生素、矿物质和膳食纤维丢失而引起摄入量不足。因此，坚持谷类为主，特别是增加全谷物摄入，有利于降低 2 型糖尿病、心血管疾病、结直肠癌等与膳食相关的慢性病的发病风险。《中国居民膳食指南》（2016 版）指出膳食以谷类为主，每天摄入谷薯类食物 250～400 g，其中全谷物和杂豆类 50～150 g，薯类 50～100 g；膳食中碳水化合物提供的能量应占总能量的 50% 以上。

第二节　果、蔬类

扫码"学一学"

👉案例讨论

案例： 张女士，30 岁，日常饮食中一向喜食甜食，但是不幸在体检中查出患有糖尿病，此后张女士不再摄入任何水果，但是总会出现低血糖，家人劝其应该吃点水果，以免导致营养素摄入不全。

问题： 1. 张女士真的不能再摄入水果了吗？为什么？

2. 水果有哪些营养特性？

3. 患有不同疾病的人群该如何选择水果？

一、水果类

（一）概述

《素问·脏气法时论篇》曰"五果为助"，即桃、李、杏、枣、栗，五果可以辅助五谷营养身体保证健康。我国的"水果疗法"是指用水果保健、防病、治病。水果具有"寒、热、温、凉"四种属性，而介于寒热之间的则为平性。

现代医学证明，水果的营养价值很高，含有丰富的糖、维生素、无机盐、膳食纤维等人体必需的营养物质，对人类健康和疾病预防具有较大的作用。水果中含有的糖主要是葡萄糖、果糖和蔗糖。新鲜水果是维生素 C 的主要来源。水果是钙、磷、镁、铁等矿物质的良好来源，其中橄榄、柑橘、山楂含钙较多，葡萄、杏、桃、山楂、草莓等含铁较多，香蕉、草莓等含磷较多。由于水果中有丰富的有机酸存在，故水果多具酸味，pH 较低，有利于保护抗坏血酸。柑橘类、浆果类含柠檬酸较多，山楂等含苹果酸较多，而葡萄中含酒石酸较多。

在食用水果时应该注意水果中的单宁多存在于未成熟的果实中，遇铁呈黑色，在空气中经酶的作用易变色，影响其品质，单宁对蛋白质、钙、铁、锌等的吸收也有不利影响。水果具有"寒、热、温、凉"四种属性，因此在食用时既要注意根据不同的体质"寒热"搭配，又要控制好量。

（二）常用水果

1. 西瓜

【性味归经】味甘，性寒。归胃、心、膀胱经。

【营养作用】含有蛋白酶、葡萄糖、苹果酸、氨基酸、维生素 C 等营养成分。

【食疗功效】西瓜具有除烦止渴、养心安神、利水消肿、美容之效。用于中暑、温热病、小便不利、高血压、肝炎、慢性气管炎、乙型脑炎发热抽搐等。西瓜所含糖、盐和蛋白质酶有治疗肾炎和降低血压的作用。西瓜皮含葡萄糖、氨基酸、苹果酸、番茄素及维生素 C 等多种成分。瓜皮晒干后，可解暑祛热，消炎降压，还可减少胆固醇在动脉壁上的沉积。

【食用注意】西瓜含糖量高，糖尿病者慎食。西瓜性偏寒凉，凡脾胃虚寒、寒积冷痛及便溏尿清者慎用。

2. 桃子

【性味归经】味甘、酸，性温。归肝、大肠经。

【营养作用】果肉中富含蛋白质、脂肪、糖、钙、磷、铁和维生素 B、维生素 C 及大量的水分。桃子富含胶质物，这类物质到大肠中能吸收大量的水分，能达到预防便秘的效果。

【食疗功效】桃子具有益胃生津、润肠、活血、消积之效，可用于老年体虚、津伤肠燥便秘、妇女瘀血痛经、闭经及体内瘀血肿块、肝脾肿大，及夏日口渴，便秘，痛经，虚劳喘咳，疝气疼痛，遗精，自汗，盗汗，高血压等。桃仁含脂肪、维生素 B_1 及苦杏仁苷，桃仁醇提取液有抗血凝作用及较弱的溶血作用。

【食用注意】桃仁性温味甘甜，不宜多食，否则易生膨胀、发疮疖。桃仁不宜与龟、鳖肉同食。月经过多者及孕妇不可服。

3. 香蕉

【性味归经】味甘，性凉。归肺、大肠经。

【营养作用】富含果糖、葡萄糖、钙、磷、铁、淀粉、蛋白质、脂肪及维生素 A、维生素 B、维生素 C、维生素 E 等。

【食疗功效】香蕉具有清热生津、通血脉、润肺、解酒毒之效。可用于便秘，烦渴，酒醉，发热，高血压，冠心病，痔疮出血等。未成熟的香蕉肉对胃溃疡有一定预防或治疗作用；其茎叶能治水肿和脚气；其根生捣取汁有消胃火，解热的作用，并可治疮疖肿毒；以其汁梳头，可使枯黄的头发变黑，还可治烫火伤。常吃香蕉可使人皮肤柔软光泽，眼睛明亮，精力充沛，延年益寿。

【食用注意】脾胃虚寒，便溏腹泻者不宜多食、生食；胃酸过多者不可食用；急慢性肾炎及肾功能不全者忌食；香蕉不宜和甘薯同食。

4. 苹果

【性味归经】味甘，微酸，性凉。归脾、胃经。

【营养作用】含有丰富的糖类、有机酸、果胶、蛋白质、钙、磷、钾、铁、维生素 A、维生素 B、维生素 C 和膳食纤维，另含有苹果酸、酒石酸、胡萝卜素。苹果中营养成分可溶性大，易被人体吸收，故有"活水"之称。现代医学认为，苹果中含有丰富的胶质具有润肠通便的作用；含有多酚类物质，具有防止心血管疾病，降血压，降胆固醇的作用；抑制幽门螺杆菌，保护胃黏膜；预防和缓解疲劳等作用。

【食疗功效】苹果具有生津止渴、益脾止泻、和胃降逆之效。可用于中气不足、消化不良，便秘，烦热口渴，饮酒过度等。

【食用注意】脾胃虚寒、痛腹泻者，不宜多食。习惯性便秘、产后便秘者慎用。

5. 葡萄

【性味归经】味甘、微酸，性平。归肾、肝、胃经。

【营养作用】葡萄中含有葡萄糖、蛋白质、矿物质钙、钾、磷、铁以及多种维生素（维生素 B_1、维生素 B_2、维生素 B_6、维生素 C、维生素 P）等，常食对神经衰弱和过度疲劳者有一定的补益作用。葡萄中含有天然聚合苯酚，能与细菌或病毒中的蛋白质化合，使其失去传染疾病的能力，对脊髓灰质病毒和其他一些病毒有很好的杀灭作用。

【食疗功效】葡萄具有益气补血、滋阴除烦、健胃利尿和疏利紧固等功效。可用于心源性、胃性、营养不良性水肿，慢性病毒性肝炎，胃肠炎，痢疾，痘疮，疱疹等。葡萄是一种补诸虚不足、延长寿命的良药。

【食用注意】葡萄味酸质润，含糖量高，以滋阴见长，痰湿盛、火热旺者应少吃或者忌吃，以免滋湿助火延长病程。

二、蔬菜类

（一）概述

《素问·脏气法时论篇》指出以"五菜为充"（葵、藿、葱、韭、薤）补益人体精气。蔬菜中富含丰富的糖类、维生素、矿物质和食物纤维，能够补充人体所需的营养物质。蔬菜中的糖类种类较多，包括淀粉、糖、纤维素和果胶。根茎类蔬菜含有较多淀粉，如土豆、山药、藕等，含量为 15% ~20%，一般的蔬菜含淀粉 2% ~3%，供给能量较少但膳食纤维含量高，这对于帮助消化、协助排便具有非常重要的生理意义。因此蔬菜是人类膳食纤维的重要来源之一。蔬菜一般含蛋白质约为 1% ~3%，氨基酸组成不平衡，不含或仅含微量脂肪。蔬菜中含有多种维生素，其中最重要的有抗坏血酸、核黄素和胡萝卜素，不但具有维持生命的作用，还是维持机体健康所必需的一类低分子有机化合物，这类物质在体内不构成人体组织，也不是能量的来源，但是对体内物质代谢起调节作用，如蔬菜中富含的维生素 C，能促进胶原蛋白的合成，促进叶酸还原成四氢叶酸，具有促进排毒、抗氧化作用，促进铁的吸收和储备、预防贫血等。蔬菜的矿物质含量十分丰富，除了呈碱性的钙、钾、钠、铁等元素外，还有一定量的铜、锌、碘、钴、钼、氟、锰等元素。

蔬菜类含有大量水分（60% ~95%），易蒸发导致组织失水而萎蔫。由于受环境污染、自身组织结构特点，运输等因素影响易腐烂变质。因此提倡食用新鲜蔬菜，同时制作凉菜或生吃蔬菜时也特别注意饮食卫生。

（二）常用蔬菜

1. 白菜

【性味归经】味甘，性微寒，无毒。归肺、胃、膀胱经。

【营养作用】含有蛋白质、脂肪、多种维生素（维生素 A、维生素 B、维生素 C、维生素 D 等）和钙、磷、铁等矿物质及大量粗纤维，这些物质对维持人体健康皆有重要作用。

【食疗功效】白菜具有补中消食、清热除烦、利尿通便、止咳痰等功效。用于肺胃有热，心烦口渴或肺热咳嗽，膀胱热结，小便不利。白菜含有大量的粗纤维，可促进肠壁蠕动，帮助消化，防治大便干燥，保持大便通畅，能够预防肠癌、矽肺、乳腺癌的发生。

【食用注意】气虚胃寒、肺寒咳嗽、脾气虚寒、腹泻腹痛者，不宜服用。

2. 菠菜

【性味归经】味甘，性凉，无毒。归大肠、胃、肝经。

【营养作用】含有胡萝卜素及多种维生素，特别是维生素 A、维生素 C 含量比一般蔬菜高，铁的含量也多。由于菠菜中所含大量草酸易与其他食物中的钙结合形成不溶于水的草酸钙，阻碍人体对钙的吸收。故在烹饪前，应先放开水中焯一下再捞出炒食。

【食疗功效】菠菜具有补血活血、健脑、通血脉、润燥滑肠、清热除烦、生津止渴、养肝明目之效。用于慢性便秘、高血压、痔疮、消渴多饮或胃热烦渴、肝热头昏目眩或肝阴虚、头昏眼花。常食菠菜，可以帮助人体维持正常视力和上皮细胞健康，防治夜盲症，增强抵抗力及促进儿童生长发育，对预防口角溃疡、唇炎、舌炎、皮炎、阴囊炎也有效果。

【食用注意】脾虚易泻者，不可服。本品含草酸较多，与含钙丰富的食物共煮会变成草酸钙，不利于钙的吸收。

3. 黄瓜

【性味归经】味甘，性凉，无毒。归胃、膀胱经。

【营养作用】含葡萄糖、甘露糖、芦丁、异槲皮苷、咖啡酸、绿原酸、氨基酸、维生素 B_2、维生素 C、维生素 E、胡萝卜素等。

【食疗功效】黄瓜具有清热解毒、润肠通便、利水消渴、和胃降逆等功效。可用于胸中烦热、口渴、水肿、小便不利、腹泻、痢疾、高血压等。黄瓜中所含维生素 B_1 对增强大脑和神经系统功能有利，并能辅助治疗失眠。黄瓜中所含的丙氨酸、精氨酸和谷氨酰胺对肝脏患者，特别是酒精性肝硬化有疗效，可防酒精中毒。鲜黄瓜中含有丰富的黄瓜酶，能有效促进机体的新陈代谢，故黄瓜汁涂抹皮肤，有润肤、舒展皱纹的功效。

【食用注意】脾胃虚寒者及寒湿较盛者不宜生食或多食。

4. 番茄

【性味归经】味甘酸，性凉，无毒。归胃、肝经。

【营养作用】含蛋白质、脂肪、碳水化合物、钙、磷、铁、烟酸、胡萝卜素及维生素 B_1、维生素 B_2、维生素 C、维生素 P。近代医学研究表明，番茄中的维生素 P 含量居果蔬之首，可保护血管，防治高血压，可保护皮肤健康、维护胃液的正常分泌、促进红细胞的形成。

【食疗功效】番茄具有生津止咳、健胃消食、清热解毒、养阴凉血等功效。适用于高血压、牙龈出血、胃热口苦、烦渴咽干、肝阴不足、目昏眼干或夜盲，或阴虚血热、衄血等。番茄中的柠檬酸、苹果酸和糖类可促消化，对肾炎患者有利尿作用。番茄素对多种细菌有抑制作用，具有帮助消化的功效。还含有一种抗癌、防衰老物质谷胱甘肽，可推迟某些细胞的衰老，并具有降血压的作用。

【食用注意】由于番茄中含有大量胶质、果质、棉籽酚等成分，这些物质很容易与胃酸发生化学反应凝结成不溶解的块状物质，这些块状物可把胃的出口堵住，使胃内压力升高，引起胃扩张，甚至发生剧痛。故番茄不宜在空腹时吃。另生吃番茄应取鲜品洗净在饭后吃，以免引起肠胃道疾病。

5. 茄子

【性味归经】味甘，性微寒，无毒。归胃、大肠经。

【营养作用】含维生素（维生素 A、维生素 B、维生素 C、维生素 P）、脂肪、蛋白质、糖类及矿物质，其中蛋白质及钙含量比西红柿高 3 倍多、糖类多 1 倍，特别是由于茄子富含维生素 P，每 kg 紫茄子维生素 P 含量可高达 7200 mg 以上，这种物质能增强人体细胞间的黏着力，增强毛细血管的弹性、减低毛细血管的脆性及渗透性，防止微血管破裂出血，使血小板保持正常的功能，并有预防坏血病及促进伤口愈合的功效。所以经常吃茄子，对防治高血压，动脉粥样硬化、咯血、紫斑症及坏血病有一定作用。

【食疗功效】茄子具有清热解毒、凉血、止痛、利尿、消肿等功效。可用于血热便血，痔疮出血，乳房皲裂，皮肤溃疡，大便不利或肠风便血。紫茄子维生素 P 含量丰富，这种物质可防止微血管破裂出血，使心血管保持正常的功能，并有预防坏血病及促进伤口愈合的功效。此外，茄子还有退癌热之功效。现代研究表明，茄属植物中含有"龙葵碱"，此物质具有抗癌功效，能抑制消化系统肿瘤增殖。因此可以作为肿瘤患者的辅助治疗。

【食用注意】慢性腹泻、消化不良者，不宜多食。

⊟ 拓展阅读

多食蔬果

食物与人体健康关系的研究发现，蔬菜水果的摄入不足，是世界各国居民死亡前十大高危因素。新鲜蔬菜和水果能量低，微量营养素丰富，也是植物化合物的来源。蔬菜水果摄入可降低脑卒中和冠心病的发病风险以及心血管疾病的死亡风险，降低胃肠道癌症、糖尿病等的发病风险，循证研究科学证据等级高。

目前，我国居民蔬菜摄入量逐渐下降，水果摄入量仍处于较低水平。《中国居民膳食指南（2016）》中蔬果类食物都作为优先推荐摄入的食物种类，我国居民膳食应餐餐有蔬菜，保证每天摄入 300 ~ 500 g 蔬菜，深色蔬菜应占 1/2；天天吃水果，保证每天摄入 200 ~ 350 克的新鲜水果，即每天一个时令水果，果汁不能代替鲜果。

扫码"学一学"

第三节　肉食类

👉 案例讨论

案例：李先生，52 岁，某企业高管。喜欢大鱼大肉等重口味饮食，平时外出应酬较多，最近一次体检出现严重的高血脂、高血压问题。

问题：李先生在摄入肉食类食品方面应注意什么问题？

一、概述

肉食类包括畜肉类和禽肉类，统称肉禽类。前者指猪、牛、羊等的肌肉、内脏及其制品，后者包括鸡、鸭、鹅等的肌肉及其制品。畜禽肉的营养价值较高，饱腹作用强，可加工烹制成各种美味佳肴，是一种食用价值很高的食物。

畜肉类主要提供蛋白质、脂肪、无机盐和维生素。动物因其种类、年龄、肥瘦程度以及部位的不同，营养素分布有一定差异。肥瘦不同的肉中脂肪和蛋白质变动较大，动物内脏脂肪含量少，蛋白质、维生素、无机盐和胆固醇含量较高。畜肉类食物除了营养素含量丰富，消化吸收率也高。

禽肉的营养价值与畜肉相似，不同在于脂肪含量较少且熔点较低，含有20%的亚油酸，易于消化吸收。禽肉蛋白质的氨基酸组成接近人体需要，含量约为20%，质地较畜肉细腻且含氮浸出物多，故禽肉炖汤的味道较畜肉鲜美。

在中医食疗养生中，畜禽类食物占有重要的地位。《素问》中明确指出"五畜为益"。畜禽类食物以甘、咸，平或温为主。中医认为，畜禽类食物属于"血肉有情之品"，比谷、果、蔬菜等草木之类食物的补益作用强，营养价值高，适用于先天不足、后天失养以及诸虚劳损之人。并且《备急千金要方》提出了以脏补脏的原则，如书中所用动物肝脏（如羊肝、牛肝、猪肝等）以养肝明目治疗夜盲症。

二、常用肉类

1. 猪肉

【性味归经】甘、咸，性平。归脾、胃、肾经。

【营养作用】猪肉具有丰富的营养，馨香美味，营养全面且丰富，是良好的食用佳品。猪肉主要含有蛋白质、脂肪、糖类及钙、磷、铁、钾、钠、镁等，并含有多种微量元素及维生素 B_1、维生素 B_2 等。猪肉能提供能量，每 500 g 可产生 12142 kJ 能量，又能滋润肠道、润泽肌肤。

【食疗功效】猪肉具有滋阴液、补中气、润肠胃、养血润燥泽肤的功效。能补肝肾，治眩晕、腰酸等。能滋阴液，治热病热退津液亏虚之证。能润肌肤、利二便，治皮肤干燥、二便不利。能益气血、倍精神，治贫血消瘦、体质虚弱之证。适用于形体消瘦、咽干口燥、潮热、五心烦热、肌肤枯燥等阴虚及阴虚内燥体质，也是体质素虚及久病体虚者的常用食物。

【食用注意】湿热痰滞内蕴者慎服。由于猪肉特别是肥肉中含脂肪量比较高，凡高血压、冠心病、糖尿病、高血脂患者宜少食。食用时应以瘦肉为主。

（1）猪肝

【性味归经】性平，味甘、苦。归心经。

【营养功能】含蛋白质量比猪心还高，而含脂量则甚少。肝中碳水化合物含量不仅比瘦肉高，而且甚易水解为葡萄糖，而含铁量为猪肉的 18 倍，还含有丰富的矿物质、微量元素及维生素 A、维生素 B_1、维生素 B_2、烟酸、抗坏血酸等成分。故补血作用甚强，对血衰体虚、视力不足的人有滋补作用。

【食疗功效】有补肝，养血，明目功用。治血虚萎黄、夜盲、目赤、乳肿、脚气等。

【食用注意】高血脂、痛风患者不宜食用。

（2）猪肚

【性味归经】性温，味甘。归脾、胃经。

【营养作用】蛋白质含量为猪肉的 1.5 倍，并含一定量脂肪和糖分，也含有多种维生素。

【食疗功效】有补虚损，健脾胃功用。治虚劳羸弱、泄泻、下痢、消渴、小便频数、小儿疳积，以及带浊、遗精等，有胃膜素等消化活性物质，对胃黏膜有一定保护作用。

【注意事项】高血脂及痛风患者不宜食用。

（3）猪蹄

【性味归经】味甘、咸，性平。归胃经。

【营养作用】含有丰富的胶质蛋白是猪蹄的特点。其他成分与猪肉相仿。

【食疗功效】具有益精血、通乳汁、生肌托疮的功效。适用于精血不足、体质虚弱人群及贫血、白细胞减少症的患者。与通草配伍，可以改善产后乳少；亦可用于疮疡溃烂、久不收口，表现为气血亏虚者。还有滑肌肤、填肾精、健腰之功效。

【食用注意】痰湿内盛者不宜多食。

2. 牛肉

【性味归经】味甘，水牛肉性凉，黄牛肉性温。归脾、胃经。

【营养作用】牛肉含有蛋白质、脂肪、维生素 B_1、维生素 B_2、钙、磷、铁等，牛肉蛋白质含量约为食用部分的 20%，其含量比猪肉高 2 倍多，其中人体必需氨基酸较多，营养价值甚高。黄牛肉还含肽类、肽酸、黄嘌呤、牛磺酸、乳酸、糖原等，因此营养价值甚高。

【食疗功效】能补脾胃、益气血、强筋骨，治脾胃虚弱、消化功能欠佳；或久病体虚、神疲乏力、气短唇白、面色萎黄、手足不温、畏寒怕冷、腰膝酸软；或疮疡、手术后创口久不愈合等。有"补气功同黄芪"之称。适用于脾胃虚弱、气血不足、大病久病之后导致的形体瘦弱以及妇女产后调养。故古人认为牛肉有补气养血作用。《韩氏医道》还认为："黄牛肉，补气，与绵黄芪同功。"治体虚乏力、筋骨酸软。

【食用注意】有火热之证时忌食。

3. 羊肉

【性味归经】性温，味甘。归脾、肾经。

【营养作用】富含蛋白质，而脂肪含量仅为猪肉的一半，也有少量碳水化合物，并有磷、铁、钙、维生素 B_1、维生素 B_2 和烟酸、胆固醇等成分。每 500 g 羊肉能供能量6427 kJ，确为冬令进补之佳肴。但羊肉有膻膻怪味，宜用萝卜同煮，或用甘草、生姜适量去除之，始能发挥特有美味，以利摄入吸收。

【食疗功效】有补虚益气、温中暖下功用，治阳痿、早泄、经少不孕、产后虚弱、腹痛寒疝、胃寒腹痛、纳食不化、肺气虚弱、久咳哮喘等症。

【食用注意】急性炎症、外感发热、热病初愈、皮肤疮痛、疖肿等均应忌食羊肉。此外，平素体壮、口渴喜饮、大便秘结者，也应少食，以免助热伤津。

4. 兔肉

【性味归经】味甘、性凉，入肝、大肠经。

【营养作用】含丰富的蛋白质，较多的糖类，少量脂肪（胆固醇含量低于多数肉类），以及硫、钾、钙、磷、铁、钠、维生素、卵磷脂等成分。肌纤维细腻疏松，水分多，肉质细嫩，食后 2 小时即能消化，吸收率达85%。由于兔肉的上述营养成分，有利于人体的皮肤黏膜的健康和代谢，故有"美容肉"之称。

【食疗功效】有补中益气、凉血解毒功用，治脾虚气弱或营养不良、体倦乏力、消渴羸瘦，以及胃肠有热、呕逆、便血，且能润肤泽肌。

【现代研究】常食兔肉可使人体血液中磷脂含量增加，抑制低密度脂蛋白的作用，有助于避免冠心病、动脉粥样硬化、高血压等疾病的发生和发展。

【食用注意】孕妇及经期女性、有明显阳虚症状的女子、脾胃虚寒者不宜食用。

5. 狗肉

【性味归经】味咸，性温。归脾、胃、肾经。

【营养作用】含有较高的维生素 A、维生素 B_1、维生素 B_2、烟酸等，还含有多种矿物质。

【食疗功效】狗肉具有温肾助阳、理气行水的功效。适用于肾阳虚衰所致的腰痛足冷、畏寒、尿频，脾胃虚寒所致的院腹冷痛者。常用于冬令进补。

【食用注意】热病及阴虚内热者忌服。

6. 鸡肉

【性味归经】味甘，性温。归脾、胃经。

【营养作用】鸡肉蛋白质含量近于猪肉的 3 倍，而脂肪含量仅为猪肉的 1/20，含有不饱和脂肪酸及钙、磷、铁、镁、钾、钠、氯、硫、维生素 B_1、维生素 B_2、维生素 C、维生素 E 和烟酸等。还含甾醇、3－甲基组氨酸等。尤对病后或产后有良好的滋补作用。鸡肉味特别鲜，气清香，能促进食欲。鸡肉中的乌鸡肉更是补益气血的佳品。

【食疗功效】鸡肉具有温中益气、益精添髓、强壮筋骨的功效。适用于病后、产后体虚，以及虚劳羸瘦、老年体衰者。对于产后乳少、妇女崩漏、脾虚水肿等亦有良效。

【食用注意】凡实证、邪毒未清者不宜食用。鸡尾部有个凸起的实质体为法氏囊，是一个淋巴器官，储存各种病菌和癌细胞，应去除后烹饪。

7. 鸭肉

【性味归经】味甘、咸，性微寒。归脾、胃、肺、肾经。

【营养作用】主要含有蛋白质、脂肪、糖类、维生素 A、维生素 B_1、维生素 B_2、维生素 E、烟酸及钙、磷、铁、钾、钠、铜等微量元素，蛋白质含量略低于鸡肉，而脂肪及碳水化合物含量均高于鸡肉。鸭肉历来为补养食品之一，其鲜美滋味也有增加食欲之作用。

【食疗功效】鸭肉具有滋阴养胃、健脾补虚、利水消肿的功效。对于脾胃虚弱、劳热骨蒸、食少便干、咳嗽、遗精、月经量少、水肿、咽干口渴等有疗效。鸭肉具有阴虚者服后不燥，阳虚者服后不寒的特点，是日常饮食的佳品。

【注意事项】凡脾虚便溏、外感未清、肠风下血者均不宜食用。

8. 鹅肉

【性味归经】性平，味甘。归脾、肺经。

【营养作用】蛋白质含量低于鸭肉，脂肪和糖的含量则高于鸭肉，也含有钙、磷、铁、铜、锰和维生素 A、维生素 B_1、维生素 B_2、维生素 C 等，对身体虚弱、营养不良，有较好补养作用。

【食疗功效】有补虚益气、养胃止渴功用，为平补之品。用于脾胃虚弱、中气不足、倦怠乏力、少食消瘦、消渴等。

【食用注意】湿热内蕴及疮痛患者不宜食用。

9. 鸽肉

【性味归经】性平，味甘咸。归肝、肾经。

【营养作用】鸽肉含有十分丰富的血红蛋白，蛋白质含量高出猪肉的9.5%。营养作用与鸡类似，而比鸡更易消化吸收，故民间有"三鸡不如一鸽"之说。含脂肪甚低，也含少量灰分，由于含脂低，对老年人或久病体虚者适宜，对血脂偏高、冠心病、高血压者更有益。

【现代研究】鸽肉对脑力劳动和夜间工作者的神经衰弱有明显疗效。

【食疗功效】有补肝肾、滋肾益气血、祛风解毒功用，治虚羸、消渴、久疟、妇女血虚、恶疮、疥癣，以及一切体虚之人。鸽肉中含有丰富的B族维生素，对毛发脱落、头发早白、未老先衰等有一定的治疗作用。

【食用注意】《食疗本草》："虽益人，缘恐食多减药力。"

10. 鹌鹑肉

【性味归经】性平，味甘。入大肠、心、肝、脾、肺、肾经。

【营养作用】含有大量蛋白质，比鸡肉高1/5，维生素A、维生素B_1、维生素B_2、维生素C、维生素D、维生素E、维生素K、卵磷脂，铁及芦丁等含量也比鸡肉高，脂肪相对较少，食而不腻，对虚体颇有补养作用，其鲜香滋味能令人胃口大开。

【食疗功效】有补脾益气、健筋骨、利水除湿功用，治虚羸少气、脾虚久痢、疳积、湿痹等症，对营养不良、贫血、结核病、高血压、血管硬化症等患者尤为适宜。

【食用注意】鹌鹑肉不宜与猪肉、猪肝、蘑菇、木耳同食。否则会使人面生黑斑。

☰ 拓展阅读

肉质的色泽与风味

1. 肉的色泽 颜色的产生是因为肉中含有色素物质。肌肉中含有多种色素物质，包括肌红蛋白、血红蛋白、过氧化物酶、细胞色素、核黄素等。其中，肌红蛋白和血红蛋白含量最高，对肌肉颜色影响也最大。

2. 肉的味质 肉的风味是指生鲜肉的气味和加热后肉制品的香气和滋味。它是肉中固有成分经过复杂的生物化学变化，产生多种有机化合物所致。

（1）气味 气味的成分十分复杂，从牛肉、猪肉和羊肉的挥发性物质组成中已经鉴别了近1100多种化合物，如碳氢化合物、醇、醛、酮、羧酸、内酯、醚、呋喃、吡啶、吡嗪、吡咯及其他含硫和含卤素的化合物。

（2）滋味 肉的鲜味成分，来源于核苷酸、氨基酸、酰胺、肽、有机酸、糖类、脂肪等前体物质。成熟肉风味的增加，主要是核苷酸类物质及氨基酸变化所致。牛肉的风味主要因为半胱氨酸较多，猪肉的风味可从核糖、胱氨酸获得。牛、猪、绵羊的瘦肉所含挥发性的香味成分主要存在于肌间脂肪中。

扫码"学一学"

第四节　水产类

👉 **案例讨论**

　　案例： 李明，20岁，沿海某大学食品专业大二学生。中秋节放假要回家了，看到市场上各色各样的海鲜，想到天天在家辛劳的长辈很少吃到，就用业余时间打工挣来的钱到海鲜市场买来了鱼、虾、蟹、贝等各类海鲜用保鲜盒包装后坐火车带回到距离学校200多公里远的家中，和家人一起享受了一顿丰盛的中秋海鲜大餐，并要求高血脂高血压的爷爷多吃沙丁鱼，并叮嘱爷爷以后要多吃海鲜。

　　问题： 1. 李明为什么要高血脂、高血压的爷爷多吃海鲜？

　　　　　　2. 水产品具有哪些营养特性？

　　　　　　3. 不同的消费人群怎样选择食用水产品？

一、概述

　　水产类是蛋白质、无机盐和维生素的良好来源，不仅味道鲜美，还含有极高的营养价值，属于高蛋白低脂肪类食物、还含有各种人体所必需的维生素、微量元素和多种的活性成分。其中可供人类食用的水产资源加工而成的食品，称为水产食品。

　　水产动物种类繁多，全世界仅鱼类就有2.5万~3.0万种，海产鱼类超过1.6万种。从巨大的鲸鱼到游动的小虾，许多都具有丰富的营养价值。这些丰富的海洋资源作为高生物价的蛋白、脂肪和脂溶性维生素来源，在人类的营养领域具有重要作用。

二、常用水产类

1. 黄鱼

【性味归经】性平，味甘、咸。归肝、肾经。

【营养作用】含蛋白质较高，并含脂肪、灰分、钙、磷、铁、维生素 B_1、维生素 B_2、烟酸、碘等，其中磷、碘等含量尤高。黄鱼有其独特鲜味，作为菜肴，可增进食欲。此外，鱼鳔中含高黏性的胶体蛋白和黏多糖物质。

【食疗功效】有开胃、益气、填精、调中止痢、明目安神功用，治久病体虚、少气乏力、面黄羸瘦、目昏神倦、纳食减少等。黄色的白脬（音泡），可炒炼成胶，再焙黄如珠，称鱼鳔胶珠，有大补真元、调理气血功用，对消化性溃疡、肺结核、肾结核、再生障碍性贫血、脉管炎等有疗效。

【食用注意】急慢性皮肤病患者忌食；支气管哮喘，癌症，淋巴结核，红斑狼疮，肾炎，血栓闭塞性脉管炎患者忌食。黄鱼与荞麦相克，吃荞麦的时候就不要吃黄鱼了，另外，服用中药荆芥的时候，不要食用黄鱼。

2. 带鱼

【性味归经】性温，味甘。归胃经。

【营养作用】富含蛋白质、脂肪，也含较多钙、磷、铁、碘，以及维生素 B_1、维生素

B_2、维生素 A 等多种营养成分。其脂肪成分中含有多种不饱和脂肪酸，能增强皮肤表皮细胞的活力，使皮肤细嫩、光洁，具有美容的效果。带鱼所含的卵磷脂可增强记忆力，还可控制脑细胞的死亡，对老年人大有益处。

【食疗功效】有暖胃、补虚、润肤、祛风、杀虫功用，对脾胃虚弱、消化不良、皮肤干燥者最适宜。由于带鱼肥嫩少刺，易于消化吸收，更是老人、儿童、孕妇的理想食品。现代研究结果，带鱼鳞经酸化处理后，还可提取 6－硫化鸟嘌呤，制成药后可治急性白血病、胃癌、淋巴肿瘤等。

【食用注意】需要注意的是带鱼本身腥气较重，所以烹调的时候宜用红烧、糖醋的方式。

3. 鲳鱼

【性味归经】性温，味甘、淡。归脾、肾经。

【营养作用】含蛋白质、脂肪、碳水化合物、钙、镁、磷、铁及胆固醇等。其含糖量居诸鱼之首。

【食疗功效】有益气养血、柔筋利骨功用，治消化不良、贫血、筋骨酸痛、头晕心悸、失眠健忘、四肢麻木等。

【食用注意】鲳鱼忌用动物油炸制；不要和羊肉同食。腹中鱼籽有毒，能导致腹泻。

4. 鲤鱼

【性味归经】性平，味甘。归脾、肾、肺经。

【营养作用】富含蛋白质和多种游离氨基酸，含有多种维生素、钙、磷、铁、磷酸，还含有挥发性含氮物质、挥发性还原性物质、组胺，以及组织蛋白酶 A、组织蛋白酶 B、组织蛋白酶 C。鲤鱼肉蛋白质含量随季节变化有所不同，夏日含量最丰富，故有"冬鲫夏鲤"之说，到了冬季其体内蛋白质和部分氨基酸的含量均有降低，胱氨酸、组氨酸、谷氨酸、甘氨酸、肌氨酸等减少，而赖氨酸、精氨酸、天门冬氨酸尚恒定。

【食疗功效】有开胃健脾、利尿消肿、清热解毒、止咳平喘、下乳安胎功用，治水肿胀满、黄疸、脚气、咳嗽和乳少等，特别是对孕妇的浮肿、胎动不安有良效。

【现代研究】鲤鱼对门静脉性肝硬化腹水或浮肿、慢性肾炎水肿有利尿消肿效果。

【食用注意】鲤鱼忌与绿豆、芋头、牛羊油、猪肝、鸡肉、荆芥、甘草、南瓜、和狗肉同食，也忌与中药中的朱砂同服。

5. 鲫鱼

【性味归经】性温，味甘。归脾、胃、大肠经

【营养作用】含蛋白质丰富，含脂肪、碳水化合物少量，也含钙、磷、铁、多种微量元素、维生素 B_1、维生素 B_2、烟酸、维生素 B_{12} 等；鱼肉中含很多水溶性蛋白质和蛋白酶；鱼油中含有大量维生素 A 与 EPA 等。这些物质可影响心血管功能，降低血液黏稠度，促进血液循环。

【食疗功效】有益气健脾、利尿消肿、清热解毒、通络下乳功用，用于食欲不振、消化不良、呕吐、乳少、子宫脱垂、四肢无力以及慢性肾小球肾炎水肿和营养不良性水肿等病症的调补和治疗。对先天不足、后天失调以及产后、术后、病后体质虚弱者经常食有益于虚体恢复。

【食用注意】感冒发热期间不宜多吃。食物相克：鲫鱼不宜和大蒜、砂糖、芥菜、沙

参、蜂蜜、猪肝、鸡肉、野鸡肉、鹿肉，猪小排，以及中药麦冬、厚朴一同食用。

6. 河蟹

【性味归经】性寒，味咸。归肝、胃经。

【营养作用】含蛋白质与猪肉、羊肉、黄鱼、鲫鱼相近；蟹味鲜美，能增进食欲。

【食疗功效】有清热散血、通经络、解漆毒、续筋接骨和抗结核功用，治跌打损伤，伤筋断骨、瘀血肿疼、漆中毒。

【食用注意】随着鲜度下降肌肉中会产生蟹毒碱，易引起中毒现象，一定要食用新鲜的蟹。

7. 对虾

【性味归经】性温，味甘。归肝经、脾经、肾经。

【营养作用】含蛋白质量较高，并含脂肪、碳水化合物、钙、磷、铁、碘，维生素 A、维生素 B_1、维生素 B_2、烟酸等。虾皮中含钙量很高，是任何食品无法比拟的。

【食疗功效】有补肾壮阳、通乳托毒功用，治肾虚阳痿、腰膝酸软、倦怠无力和妇女产后乳汁缺乏、小儿麻疹、水痘及皮肤溃疡、疮痈肿毒等。

8. 乌贼 （墨鱼）

【性味归经】性平，味咸。入肝、肾经。

【营养作用】含较多蛋白质和多肽类物质，脂肪甚少，还有一定量的碳水化合物、无机盐、维生素、钙、磷、铁等。所含的多肽有抗病毒、抗放射线作用。雄性生殖腺干品叫乌鱼穗，雌性产卵腺干品叫乌鱼蛋，均为海味佳品。

【食疗功效】有健脾、利水、止血、止带、温经功用，治水肿、湿痹、脚气、痔疮和妇女经闭等。多食乌贼鱼，对提高免疫力，防止骨质疏松，治倦怠乏力、食欲不振，有一定的辅助作用。乌贼的骨骼是中药材中海螵蛸，是一味制酸、止血、收敛之常用中药。体内墨囊发达，墨囊具有止血的功效，包括内脏出血都有作用。

【食用注意】脾胃虚寒的人应少吃；高血脂、高胆固醇血症、动脉硬化等心血管病及肝病患者应慎食；患有湿疹、荨麻疹、痛风、肾脏病、糖尿病、易过敏者等疾病的人忌食；乌贼鱼肉属动风发物，故有病之人酌情忌食。

9. 鲍鱼

【性味归经】性平，味甘、咸。入肝经。

【营养作用】蛋白质含量颇高，鲜品占有24%，干品高达40%以上，为牛肉和鸡蛋所不及，还有脂肪、碳水化合物、无机盐和多种维生素。

【食疗功效】有滋阴清热、益精明目、调经功用，治阴虚内热、骨蒸痨热、肺虚咳嗽、妇女月经不调、崩漏带下及大便燥结、淋病等。鲍鱼的壳，中药称石决明，因其有明目退翳之功效，古书又称之为"千里光"，石决明还有清热平肝，滋阴壮阳的作用，可用于医治头晕眼花，高血压及其他类症。鲍鱼肉中含有鲍灵素Ⅰ和鲍灵素Ⅱ，有较强的抑制癌细胞生长的作用。

【食用注意】一般人均可食用。痛风患者及尿酸高者不宜吃鲍肉，只宜少量喝汤；感冒发烧或阴虚喉痛的人不宜食用；素有顽癣痼疾之人忌食。

鲍鱼制作前要提前氽水，氽10秒钟即可。不要用金属锅具烹制鲍鱼，以免引起化学反应使之变黑。

10. 牡蛎肉

【性味归经】性平，味甘、咸。归肝、胆、肾经。

【营养作用】富含蛋白质、脂肪、肝糖和 10 种必需氨基酸、谷胱甘肽、维生素 A、维生素 B_1、维生素 B_2、维生素 D、维生素 E 等，都有营养皮肤的作用。此外，还含有碘及铜、锌、锰、钡、磷、钙等。其含锌量高，能促进儿童智育，故牡蛎颇有"益智海味"之称。

【食疗功效】有敛阴潜阳、止汗涩精、化痰软坚功用，治烦热失眠、心神不安、自汗、盗汗、遗精、淋浊等。

【现代研究】牡蛎中含有牛磺酸，可促使胆固醇分解而有助于降脂减肥。从牡蛎中可分离出具有抗菌作用的物质，经体内外试验，能抑制化脓性链球菌的生长。

【食用注意】《七卷食经》：有癫疮不可食。《本草求原》：脾虚精滑忌。

11. 蛤蜊

【性味归经】性寒，味咸。入足阳明胃经。

【营养作用】含有一定量蛋白质、脂肪、碳水化合物、无机盐（少量钙、磷、铁）、维生素 A、维生素 B_1、维生素 B_2、烟酸等，每千克干蛤含碘 2400 μg。

【食疗功效】有滋阴润燥、利尿消肿、软坚散结功用，治阴虚消渴、干咳、失眠、腰酸、尿少、水肿、崩漏、带下、痔疮、淋巴结肿大和甲状腺肿大等。

【注意事项】蛤蜊性寒，脾胃虚寒，腹泻便池者忌食；寒性胃痛腹痛者忌食；女子月经来潮期间及妇人产后忌食；受凉感冒者忌食。蛤蜊不宜与啤酒同食，否则容易诱发痛风。

12. 海带

【性味归经】性寒，味咸。入肝、胃、肾三经。

【营养作用】含有大量粗纤维和较多糖类，还含有多种有机物和碘、钙、磷、铁、钴、氟等 10 多种矿物元素，还含有胡萝卜素。尤其是碘，每 100 g 海带含量 24 mg，海带还含有维生素 A、维生素 B_1、维生素 B_2、维生素 D 和烟酸等，它所含的蛋白质中包括 18 种氨基酸。

【食疗功效】有软坚化痰、利水泄热功用，治瘿瘤结核、疝瘕、水肿、脚气等。海带含有大量的甘露醇，具有很好渗透性，是利尿剂，进入人体后，可有效地降低颅内压、眼内压，减轻脑水肿、脑肿胀等，对治疗乙型脑炎、急性青光眼等有明显疗效。

【食用注意】脾胃虚寒者忌食，身体消瘦者不宜食用。

13. 海参

【性味归经】性温，味甘、咸。归心、脾、肺、肾经。

【营养作用】富含粗蛋白质、蛋白质、黏蛋白、糖蛋白、粗脂肪和脂肪、碳水化合物、氨基酸、钙、磷、铁、碘、维生素等营养成分。所含的软骨素硫酸有"驻颜"延缓衰老的作用。海参中所含海参素为一种抗霉剂，能抑制多种真菌。粗制海参霉素溶液能抑制某些肿瘤。海参还可提取结构类似皂角苷的毒素，对中风的痉挛性麻痹有效。海参肠含矾，内脏含一种硫酸多糖，亦为独特之处。

【食疗功效】有补肾益精、强阳、滋阴、补血、润燥、调经、养胎、利产功用，治精血亏损、虚弱劳怯、阳痿、梦遗、早泄、小便频数、各种失血后之贫血，以及用于催奶、外伤出血、肠燥便秘、肺结核、神经衰弱等。

【食用注意】患感冒、咳嗽、气喘、急性肠炎、菌痢及大便溏薄等患者不宜食用，脾虚、痰多者也应少用或禁用海参，不易消化，加重肠胃肝脏负担；肝肾功能不好的人，比如乙肝患者、肾炎患者都不适合用海参滋补。海参也不能和甘草一起吃。

拓展阅读

水产类资源简介

水产类食品是以生活在海洋和内陆水域中有经济价值的水产动物为原料，经过各种方法加工制成的食品。水产动物原料以鱼类为主，其次是虾蟹类、头足类、贝类；水产植物原料以藻类为主。

我国内陆水域定居繁衍的鱼类，粗略统计约770余种，其中不入海的纯淡水鱼709种，入海洄游性淡水鱼64种，主要经济鱼类约140余种。占比重相当大的鱼类有鲢、鳙、青鱼、草鱼、鲤、鲫、鳊等，还有江西的铜鱼，珠江的鲮鱼，黄河的花斑裸鲤，黑龙江的大麻哈鱼、乌苏里的白鲑等。

世界上藻类植物约有2100属，27 000种。经济海藻主要以大型海藻为主，人类已利用的约100多种，列入养殖的只有五属，即海藻、裙带菜、紫菜、江蓠和麒麟菜属。

第五节　蛋、乳类

案例讨论

案例：王小姐，26岁。外出为家中80岁的健康老人和15个月的婴儿准备一周的食材，面对超市琳琅满目的蛋、乳不知道该如何选择。

问题：1. 请你帮王小姐选择老人吃的蛋类和奶类？

2. 15月龄婴儿的食物应如何选择？

扫码"学一学"

一、蛋类

（一）概述

常见的蛋类有鸡蛋、鸭蛋、鹅蛋、鹌鹑蛋、鸽子蛋、火鸡蛋、鸵鸟蛋及其蛋制品等，其中产量最大、食用最普遍、食品加工业中使用最广泛的是鸡蛋。蛋类在我国居民膳食结构中占有重要地位，主要提供优质蛋白质。鸡蛋中蛋白质含量为11%～13%，分布在蛋黄和蛋清中，蛋清含蛋白质11.0%，蛋黄含蛋白质17.5%。蛋清中蛋白质由卵白蛋白、卵胶黏蛋白、卵球蛋白、卵类黏蛋白等组成。蛋黄中蛋白质主要是卵黄磷蛋白和卵黄球蛋白。蛋所含的蛋白质是天然食物中最优良的蛋白质，蛋黄与蛋清的生理价值都极高，氨基酸的组成适合人体需要，利用率很高，经常被作为参考蛋白使用。

值得注意的是生蛋清中含有抗生物素和抗胰蛋白酶，前者妨碍生物素的吸收，后者抑制胰蛋白酶的活力，但当蛋煮熟时，即被破坏。鸡蛋清中所含的卵类黏蛋白具有妨碍胰蛋白酶活性的作用，卵巨球蛋白为蛋白酶抑制剂，卵黄素蛋白易与核黄素结合。此外，蛋清中尚含有少量卵抑制剂，为丝氨酸蛋白酶的抑制剂；其中的生物素结合蛋白可与生物素形成极难分解的复合物，使人体不能吸收鸡蛋中的生物素。因此，生鸡蛋的消化吸收率很低，仅为50%左右，应等到蛋清凝固后再加以食用。烹调后可使鸡蛋中的各种抗营养因素完全失活，消化率达96%。

（二）常用蛋类

1. 鸡蛋

【性味归经】蛋清味甘，性凉；蛋黄味甘，性平。归心、肾经。

【营养功能】鸡蛋的蛋白质是食物中质量、种类、组成平衡中最优良的理想的蛋白质，含有所有的必需氨基酸，并含一定量脂肪和糖及各种维生素、矿物质等。蛋黄与蛋白相比，蛋黄营养更丰富，脂肪集中在蛋黄中，蛋白中几乎没有脂肪。维生素 A、维生素 B_2，也几乎都在蛋黄内。蛋黄中含铁比蛋白中多20倍，各种微量元素含量也较高。营养学家认为鸡蛋与大豆、蔬菜、牛奶等搭配食用，可以大大提高鸡蛋的营养价值，使营养更加全面。

【食疗功效】鸡蛋滋阴润燥，养心安神，安胎。蛋清主要成分为蛋白质，有少量的脂肪及碳水化合物、维生素 A、维生素 B_2、维生素 B_1 等，具有清肺利咽、清热解毒的功效。蛋黄主要成分为蛋白质，还含有大量的脂肪性物质，如卵磷脂等，亦含有胆固醇，具有滋阴养血、润燥，息风、健脾和胃的功效。

鸡蛋的蛋白质属于完全蛋白，与人体蛋白组成相近，吸收率高，适用于身体虚弱，热病之烦闷、燥咳声哑、目赤咽痛，血虚所致胎动不安，产后口渴、血晕，小儿惊痫、消化不良等。可外用于烫伤。

【食用注意】胆囊炎、胆结石患者不宜多食油煎鸡蛋。

附：凤凰衣，又名鸡蛋衣，为鸡蛋蛋壳的内膜。味甘，性平。归肺经。具有养阴、润肺、开音、止咳的作用。适用于久咳、咽痛、失音。可煮汤或研粉调食。

2. 鸭蛋

【性味归经】味甘，性凉。归肺、肾经。

【营养作用】所含成分与鸡蛋相似，营养作用也与鸡蛋略同。

【食疗功效】有补阴、清热功用。治阴虚肺燥，咳嗽、痰少、咽干；肺胃津伤，口渴、大便干结；也治腹泻、痢疾。对于咽喉肿痛、齿痛、泻病之属热者均可食用。

【食用注意】脾阳不足、寒、温下病以及食后气滞痞闷者不宜食用。

3. 鹅蛋

【性味归经】性微温，味甘。归胆、胃经。

【营养作用】营养成分与鸡蛋相近。含有蛋白质、脂肪、糖分、卵磷脂，还有维生素、钙、铁、镁等成分。含脂量高于鸡蛋而含糖量仅为鸡蛋1/4。

【食疗功效】有补中益气功用，治中气不足、少气乏力等。

【食用注意】低热不退、动脉硬化、气滞者不宜。低热又久食鹅蛋会加重病情。骨折不宜食鹅蛋，因其性壅滞，不利骨折愈合。鹅蛋含有一种碱性物质，对内脏有损坏，每天食用不要超过3个，以免损伤内脏。

4. 鸽蛋

【性味归经】性平，味甘。

【营养作用】含优质蛋白质与脂肪，并含少量糖分、灰分及多种维生素，且易于消化吸收，是理想的营养品。

【食疗功效】有补肾养心功用，治肾虚或心肾不足所致的腰膝酸软、疲乏无力、心悸失眠等；有润燥、养血、安眠功用，治燥咳、咽痛、目赤、胎动不安、产后口渴等。鸽蛋还有解疮毒和痘毒作用。

【食用注意】不适合内脏损伤患者食用。

5. 鹌鹑蛋

【性味归经】味甘，性平。归脾、胃、肝、肾经。

【营养作用】含有蛋白质和脂肪与鸡蛋相近，而维生素 B_1、维生素 B_2、卵磷脂、铁等高于鸡蛋，而胆固醇含量低于鸡蛋，并含芦丁和对脑有益的脑磷脂、激素等。

【食疗功效】鹌鹑蛋具有补五脏、益中气、强筋骨的功效。适用于身体虚弱诸证。用于营养不良、贫血、结核病及高血压、血管硬化等，对肝炎、脑膜炎、糖尿病、胃病、哮喘、心脏病、神经衰弱等也有较好的辅助疗效。

【食用注意】凡外感未清、痰热、痰湿甚者不宜食用。

二、乳类

（一）概述

乳类是指动物的乳汁，为各种哺乳动物哺育其幼仔最理想的天然食物，包括人乳、牛乳、羊乳、马乳等。不同乳类在成分组成上虽有差异，但它们的营养素种类齐全、组成比例适宜、容易消化吸收，能满足初生幼仔迅速生长发育的全部需要，也是各类人群的理想食品。目前，市场上销售的主要是牛乳，其次为羊乳。乳类经浓缩、发酵等工艺可制成乳制品，如奶粉、酸奶、炼乳等。

乳类主要是由水、脂肪、蛋白质、乳糖、矿物质、维生素等组成的一种复杂乳胶体，水分含量为86%～90%，因此，它的营养素含量与其他食物比较时相对较低。另外，乳的组成随动物的品种、饲养方式、季节变化、挤奶时间等不同而有一定的差异，波动较大的是脂肪，其次是蛋白质和乳糖，维生素和矿物质。

牛乳中的蛋白质含量平均为3.0%，羊乳蛋白质含量为1.5%，人乳蛋白质含量为1.3%。牛乳蛋白质主要由酪蛋白、乳清蛋白和乳球蛋白组成，三者约分别占总蛋白的80%、15%和3%。牛乳蛋白质属于完全蛋白质，具有较高的营养价值。酪蛋白是一种含磷的复合蛋白质，对促进机体对钙的吸收有积极作用。乳清蛋白对热不稳定，加热易发生沉淀。乳球蛋白与机体免疫力有关，作为新生儿被动免疫力的来源，可增强婴儿的抗病能力。牛乳中的乳铁蛋白含量为20～200 μg/mL，具有调节铁代谢、促进生长和抗氧化等作用。人乳蛋白质适合婴儿消化，且分娩后第一天初乳蛋白质含量达5%以上。人乳蛋白质组成与牛乳有极大差异，酪蛋白、清蛋白之比为0.3:1，而牛乳则为4:1，在生产配方奶粉时，需通过添加乳清蛋白将两者调整到接近母乳的蛋白质比例。

牛乳中的矿物质含量为0.7%～0.75%，富含钙、磷、钾等，其中部分与酪蛋白结合以及与酸结合形成盐类。牛乳中含钙110 mg/100 mL，且吸收率高，是人类优质钙的来源。牛乳中铁的含量仅为0.30 mg/100 mL，属缺铁食物，用牛乳喂养婴儿时应注意铁的补充，但牛初乳中铁的含量较高，可达常乳的10～17倍。此外，乳中还含有多种微量元素铜、锌、硒、碘等。母乳中矿物质含量均低于牛乳，几乎不含钾、钠和硒，钙含量为30 mg/100 mL，铁含量为0.1 mg/100 mL。由于婴幼儿泌尿系统的发育尚不完全，对尿液浓缩和稀释功能也不完善，排泄相同量溶质所需的水分比成年人多，摄入矿物质含量高的食物时易导致脱水或水肿。虽然母乳矿物质含量低于牛乳，但既可满足婴幼儿生长发育的需要又不增加婴儿肾脏负担。

乳中还有大量的生理活性物质，其中较为重要的有乳铁蛋白、免疫球蛋白、生物活性肽、共轭亚油酸、酪酸、激素、生长因子和多种活性肽类等。活性肽类是乳蛋白质在人体肠道消化过程中产生的蛋白酶水解产物，包括具有吗啡样活性或抗吗啡样活性的镇静安神肽、抑制血管紧张素Ⅰ转化酶的抗高血压肽、抑制血小板凝集和血纤维蛋白原结合到血小板上的抗血栓肽、刺激巨噬细胞吞噬活性的免疫调节肽、促进钙吸收的酪蛋白磷肽、促进细胞合成DNA的促进生长肽、抑制细菌生长的抗菌肽等。

牛乳中乳铁蛋白的含量为20～200 µg/mL，具有调节铁代谢、促生长和抗氧化等作用，经蛋白酶水解形成的肽片段除具有一定的免疫调节作用、促进生长之外，还具有多方面的生物学功能，如调节巨噬细胞和其他吞噬细胞的活性、抗炎、促进肠道黏膜细胞的分裂更新、阻断氢氧自由基的形成、刺激双歧杆菌的生长等，此外还具有抗病毒效应。乳铁蛋白经蛋白酶水解之后形成的片段也具有一定的免疫调节作用。乳脂中磷脂的含量为0.2～1.0 g/100 g，其中神经鞘磷脂约占1/3。神经鞘磷脂的代谢产物N-酯酰基鞘氨醇和神经鞘氨醇在跨膜信号转导和细胞调控中起着重要的作用，前者还是参与和细胞生长调控有关的信号串联中的第二信使，参与调控抗肿瘤免疫过程中抗原专一性T细胞和B细胞株的活化与复制，因此被称为"肿瘤抑制脂类"。

（二）常用乳类

1. 牛奶

【性味归经】味甘，性凉。归心、肺经。

【营养作用】牛奶含有人体必需的八种氨基酸，其中蛋氨酸、赖氨酸的含量尤其丰富。此外，还富含维生素A、维生素D、维生素B_1、维生素B_2、维生素B_6、维生素C、卵磷脂、烟酸、泛酸、乳糖及钾、钠、钙、磷、铁、锌和少量脂肪等，是各国公认的营养保健品。

【食疗功效】牛乳具有滋阴补虚、益肺胃、生津润肠的功效。适用于大病久病之后形体羸瘦、虚弱劳损、膈噎反胃、消渴、血虚便秘、气虚下病等。经常饮用牛奶可促进青少年生长发育、预防骨质疏松，并有一定的安眠作用。

【食用注意】脾胃虚寒作泻、痰湿积饮者不宜食用。肠道缺乏乳糖酶者亦不宜食用。

2. 羊乳

【性味归经】性温，味甘。肝、胃、心、肾经。

【营养作用】除含有蛋白质、碳水化合物、灰分、钙、磷、维生素B_2，还含有丰富的人体多种必需氨基酸，若每日饮1000 mL羊乳，成年人一日所需的必需氨基酸，即可基本得到满足。羊乳中的乳蛋白比酪蛋白多，比牛奶更容易消化。羊乳的脂肪结构中碳链短，不饱和脂肪酸高，且有良好的乳化状态，脂肪球的大小也接近人体，因而有利机体直接吸收利用。奶羊平时摄入的青草饲料能促进羊乳中维生素 C 与胡萝卜素含量的增高。

【食疗功效】有滋阴养胃、补益肾脏、润肠通便功用，治虚劳羸弱、消渴反胃、呃逆、口疮等症。外用还可治漆疮等。

【注意事项】羊奶中的蛋白质 80% 以上为酪蛋白，如在酸性情况下，酪蛋白易凝集，易导致消化不良和腹泻，因此在食用羊奶或乳制品后建议不要马上食用水果。

3. 马乳

【性味归经】味甘，性凉。归心、脾经。

【营养作用】马乳具有与牛乳相似的营养构成。

【食疗功效】马乳具有补虚润燥、清热止渴的功效。适用于体弱多病、血虚烦渴者。

【食用注意】马乳宜煮沸后饮用。不宜食用生冷马乳，尤其是脾胃虚寒、腹泻便溏者更不宜食用。此外，马乳不可与鱼类一起食用。

4. 奶酪

【性味归经】味甘、酸，性平。入胃经。

【营养作用】奶酪也称干酪，富含蛋白质、脂肪、维生素 A、钙、钠、镁和锌等营养素，是一种高蛋白、高脂肪、高钙和高钠的食品，具有较高的营养价值。

【食疗功效】奶酪具有补肺润肠、养阴止渴的功效。适用于虚热、烦渴、肠燥便秘、肌肤枯槁等。

【食用注意】幼儿以及身体肥胖的人少吃。

拓展阅读

消毒鲜奶和灭菌奶的区别

消毒鲜奶是采用巴氏消毒（63 ℃ 30 分钟，或 75～90 ℃ 15～16 秒）制成的液态奶制品，需要冷藏保存。超高温奶是经过高温瞬时灭菌（120～140 ℃ 1～2 秒）而成，可在常温下储藏 30～40 天。传统灭菌奶是长时间高温杀菌制成的液态奶制品，可以在常温下保存 6 个月以上。

第六节　酿造类

扫码"学一学"

案例讨论

案例： 刘女士，26 岁，因怀孕家中老人不让其食用酱油、花椒、八角等佐料。老人给出的理由是吃酱油宝宝会变黑，吃花椒、八角等会上火。

问题： 1. 刘女士家人的说法有科学依据吗？

2. 日常生活中患有不同疾病的人群该如何选择调味品？

一、概述

酿造类主要是指食物中的各种调味品，调味品是指以粮食、蔬菜等为原料，经发酵、腌渍、水解、混合等工艺制成的各种烹调调味和食品加工的产品以及各种食品添加剂。

常用的调味品有盐、糖、醋、酱油、花椒、八角等。由于食用油在其烹调过程中起到的主要作用是调味，也可归入调味品之列。调味品是人们生活中不可缺少的食物。食物经过调味后可以增进食欲，有些调味品还能补充某些营养物质，例如植物油中含有不饱和脂肪酸，能够补充人体所需。另外，一些调味品还能够起到治疗疾病作用，如每日晨起饮一杯淡盐水可以润肠通便。

二、常用酿造类

1. 豆油

【性味归经】味甘、酸，性微温。归脾、大肠经。

【营养作用】豆油的营养价值很高。一般呈黄色、棕色，具有豆油固有的气味和滋味，无异味。豆油每 100 g 含热能 3766 kJ（900 千卡），脂肪 99.9 g，维生素 E 63.9 mg。大豆油中的脂肪酸主要是不饱和脂肪酸，其中亚油酸占 52% ~ 65%，油酸占 25% ~ 36%，亚麻酸占 3% ~ 8%。此外，还含有比较多的磷脂，0.5% 左右的 β - 谷甾醇、豆甾醇、菜油甾醇等植物甾醇，维生素 A、维生素 E、角鲨烯、环木菠萝烯醇等。

【食疗功效】豆油具有润泽肌肤、祛脂养肝、润肠通便、防老抗衰的功效。适用于皮肤干燥粗糙，肠燥便秘、健忘失眠，早衰等人群食用。豆油中含有的脂肪酸主要为不饱和脂肪酸，还含有较多的磷脂及植物甾醇类物质，有预防肿瘤、降低血脂和降低血胆固醇的作用，对于改善动脉硬化具有一定的辅助功效。豆油中含有的大豆黄酮具有雌激素样作用，有助于防衰老。

【食用注意】高血脂及胆囊炎患者不宜多食。

2. 花生油

【性味归经】味甘，性平。归脾、肺经。

【营养作用】花生油每 100 g 含热能 3761 kJ（899 kcal），脂肪 99.9 g，维生素 E 51.63 mg。还含有甾醇、麦胚酚、磷脂、胆碱等对人体有益的物质。花生油的脂肪酸易被人体消化吸收，花生油所含的维生素 E 较多，能延缓机体衰老。

【食疗功效】花生油具有滑肠下积、延缓衰老等功效。适用于蛔虫性肠梗阻，胃痛，胃酸过多等。花生油中油酸、亚油酸等不饱和脂肪酸含量较多，有降低血脂的作用，对于心脑血管疾病有一定的防治效果。长期食用，可以降低血压、胆固醇，防止动脉粥样硬化、高血压病等。

【食用注意】服后有严重呕吐现象者，不宜内服。高血脂及胆囊炎患者不宜多食。

3. 菜籽油

【性味归经】味辛、甘，性平。归肺、胃经。

【营养作用】菜籽油每 100 g 含热量 3766 kJ（900 kcal），脂肪 99.9 g，维生素 E 95.56 mg。

【食疗功效】菜籽油具有润肤养肌、通便、解毒、抗衰老的功效。适用于蛔虫性及食物性肠梗阻，风疹湿疹，皮肤瘙痒，风疮不愈等。

【食用注意】口服呕吐者不宜用。凡目疾、疮疡、产妇等不宜食。高血脂及胆囊炎患者不宜多食。

4. 香油

【性味归经】味甘，性微寒。归大肠经。

【营养作用】香油其主要营养成分有脂肪和维生素 A、维生素 E 等，其中脂肪所含油酸、亚油酸较丰富。每 100 g 香油含热能 3761 kJ（899 kcal），脂肪 99.9 g，维生素 E 70.29 mg。药理实验证明，香油可降低血糖，增加肝脏及肌肉中糖原含量；可增加肾上腺中抗坏血酸及胆固醇含量等。油酸有抗肿瘤作用，亚油酸有抗冠状动脉粥样硬化的作用，经常食用香油，既可以减少心脑血管疾病和癌症的发生，还能延缓衰老。

【食疗功效】香油具有润肠通便、益气力、坚筋骨、解毒生肌的功效。适用于便秘、皮肤燥涩、五脏虚损、蛔虫，食积腹痛，疮肿疥癣，溃疡，烫伤等。香油能中和各种药物、虫毒、砒霜、河豚之毒。

【食用注意】脾虚泄泻者忌服。高血脂及胆囊炎患者不宜多食。

5. 食盐

【性味归经】味咸，性寒。归胃、肾、大小肠经。

【营养作用】食盐是正常饮食中最基本的调料之一，其主要成分为氯化钠（NaCl），还含有氯化镁，硫酸镁，硫酸钠，硫酸钙等杂质。钠帮助维持正常的体液平衡，对于神经冲动的传导，蛋白质和碳水化合物的新陈代谢等也起着极为重要的作用。氯被用来维持人体的酸碱平衡，并帮助人体某些酶发挥作用。

【食疗功效】食盐具有清火凉血、通便解毒、涌吐、滋肾坚齿的功效。内服适用于食多不消，心腹坚满，阴虚火旺，大便秘结，并可引药入肾。外用于牙龈出血、脚气疼痛、皮肤疮痈等。

【食用注意】老年人、肾脏疾病、高血压、心功能衰竭等患者不宜多食，糖尿病者宜低盐饮食。

盐是人体必需的食品之一，而且常用它作为药物来治疗某些疾病。例如，习惯性便秘：每日早晨空腹喝淡盐水一茶杯。牙龈出血：早晚用盐细末刷牙，连续用。血痢不止：白盐纸包烧研，调粥吃三四次。咽喉肿痛：每日用盐水含漱数次。

6. 酱油

【性味归经】味咸，性寒。归胃、脾、肾经。

【营养作用】酱油主要营养成分为蛋白质、脂肪、糖类、钙、磷、铁、锰，以及 B 族维生素和必需氨基酸，味道鲜美，营养丰富，是日常烹调不可缺少的调味品之一。

【食疗功效】酱油具有解热除烦、增进食欲、解毒的功效。适用于暑热烦闷，食欲不振、妊娠尿血等病症。民间认为汤、火之类的烫伤可以用酱油外敷以缓解症状，但现代科学不支持这一做法。

【食用注意】酱油中含盐较多，水肿、高血压患者不宜多食。健康人不宜过食。

7. 醋

【性味归经】味酸、苦，性温，无毒。归心、肝、肺、胃经。

【营养作用】食用醋含有人体必需的多种氨基酸和其他营养素。营养学家、化学专家早就认为，醋进入体内能与醇类物质起化学反应，生成脂类，易被人体吸收利用。现代医学证明，长期服用食醋能增进食欲，消除疲劳，滋润皮肤，软化血管，并能预防高血压、动脉硬化等症的发生。美国有关专家认为，食用醋中所含的氨基酸，不但可以消耗体内脂肪，而且可以促使糖、蛋白质等新陈代谢顺利进行，能起到良好的减肥效果。

【食疗功效】在我国自古以来早已入药，一般多作药引，可内服、外用，或用醋来炮制中药，《本草备要》说：醋"酸温散瘀解毒，下气消食，开胃气，散水气，治心腹气疼，产后血晕，症结痰癖，黄疸痈肿，口舌生疮，损伤积血。"《随息居饮食谱》载：醋"开胃、养肝、强筋、暖骨、醒酒、消食、下气辟邪，解鱼蟹鳞介诸毒"，所用醋的单方就很多。醋具有活血散瘀、消食开胃、消肿软坚、解毒疗疮的功效。适用于油腻食积，饮食减少或喜食酸物、症瘕积聚、吐血、衄血、便血等属血瘀者，虫积腹痛，食鱼肉菜引起的胃肠不适，痈肿疮毒等。经常食醋对于降压、软化血管、降低胆固醇有一定的辅助作用。

【食用注意】脾胃湿盛、痿痹、筋脉拘挛及外感初起忌服。消化道溃疡患者不宜多食。健康人不宜过食。烹调醋不宜用铜器具，以免醋溶解铜引起"铜中毒"。

8. 白糖

【性味归经】味甘，性平。归脾经。

【营养作用】白糖是由甘蔗和甜菜榨出的糖蜜制成的精糖，含有很高的热量。

【食疗功效】白糖具有润肺生津、补益中气、清热燥湿、化痰止咳、解毒醒酒、降浊怡神的功效。适用于中虚脘痛、脾虚泄泻、肺燥咳嗽、口干燥渴以及脚气、疥疮、盐卤中毒、阴囊湿疹等病症。

【食用注意】痰湿中满者不宜食。过多食糖会引起食欲减退、消化不良、肥胖症。老年人高血压、动脉硬化、冠心病、糖尿病患者不宜多食。

9. 红糖

【性味归经】味甘，性温。归脾、胃、肝经。

【食疗功效】红糖具有补中缓急、活血化瘀、调经、和胃降逆的功效。适用于脾胃虚弱之腹痛呕哕，血瘀之月经不调，产后恶露不尽，风寒感冒之胃寒作痛等。

【食用注意】内热者不宜多食红糖，痰湿者忌食。

10. 冰糖

【性味归经】味甘，性平。归脾、肺经。

【食疗功效】冰糖具有补中益气、和胃润肺、止咳化痰、养阴止汗的功效。适用于肺胃阴伤诸证。

【食用注意】冰糖最为滋补，因此服用补药、补品时使用冰糖比白砂糖、绵白糖为佳。冰糖性质比较平和，没有赤砂糖温热之弊，相对来讲不易留湿、生痰、化热。

11. 蜂蜜

【性味归经】味甘，性平。归肺、脾、大肠经。

【食疗功效】蜂蜜具有补中润燥、缓急解毒、降压通便的功效。适用于肺燥咳嗽，肠燥便秘，口疮，风疹等，还可和百药，解乌头毒。蜂蜜可安五脏，老年人尤其适宜，长期食用对于提高免疫力、益智延年具有一定功效。外用可以治疗疔肿恶毒，烫伤。蜂蜜含有果糖、葡萄糖、蛋白质、多种维生素、有机酸等，营养丰富。

【食用注意】凡痰湿内蕴、中满痞闷及肠滑泄泻者不宜食用。糖尿病患者不宜食用。

12. 白酒

【性味归经】味甘、苦、辛，性温。归心、肝、肺、胃经。

【食疗功效】酒具有通血脉、御寒气、行药势的功效。除作调味品外，常用于寒邪导致的腹痛、泄泻、肢冷，或用于跌打损伤的治疗，还能杀菌消毒，降体温，也可与其他药物一起做成药酒内服或外用。白酒由粮食加酒曲发酵或蒸馏而得，除含乙醇外，还有多种高级醇、有机酸、酯类及醛类。

【食用注意】阴虚、失血及湿热甚者忌饮。肝病、消化道疾病患者及孕妇不宜饮酒。不可过食醉酒。

13. 八角茴香

【性味归经】味辛、甘，性温。归脾、肾经。

【营养作用】八角茴香既是药物，又是家庭必备的调味佳品。含挥发油（茴香油），脂肪油以及蛋白质，树脂等。其中茴香油的主要成分除茴香醚外，尚有少量甲基胡椒酚，茴香醛，茴香酸，茴香酮等。八角茴香能除悒去臭、解腻。故用来调味以增强肉食品的香味，并能加快炖煮的速度。炖肉时放几颗八角，顿时香气四溢，十分美味可口。

【食疗功效】八角茴香具有温阳散寒、疏肝补肾、理气止痛的功效。适用于寒疝腹痛、肾虚腰痛、胃寒呕吐、脘腹冷痛等属于寒实或虚寒者，以及肝郁气滞、胃气上逆诸证。八角茴香中含有茴香油、茴香醚、茴香酸等挥发油，其挥发油和茴香脑能增强胃液分泌，促进胃肠蠕动。相关医学报道，茴香醚有抗菌作用，对于伤寒杆菌、肺炎球菌、大肠埃希菌等有抑制效果。炼制荤油时加入八角茴香，能防止油脂变质。

【食用注意】阴虚火旺者不宜食用。

14. 花椒

【性味归经】味辛，性温。归脾、肺、肾经。

【营养作用】花椒含有挥发油、川椒素、不饱和有机酸、固醇等。

【食疗功效】花椒具有温中健胃、散寒除湿、理气止痛、杀虫、解鱼腥毒的功效。内服适用于脘腹冷痛、积食停饮、呕吐泄泻、风寒湿痹属寒证者，及虫积腹痛；也可辅助治疗遗精、遗尿。外用于阴痒，疮疥。据报道，花椒对于溶血性链球菌、大肠埃希菌、痢疾杆菌、伤寒杆菌、绿脓杆菌均有明显的抑制作用。动物实验表明，花椒能促进新陈代谢及腺体发育。

【食用注意】阴虚火旺者忌服，孕妇慎用。

15. 胡椒

【性味归经】味辛，性热。归胃、大肠经。

【食疗功效】胡椒具有温中下气、燥湿消痰、解毒、和胃的功效。适用于胃寒呕吐、腹痛泄泻、疟腮、食欲不振、癫痫痰多等。外用可治疗牙痛。

【食用注意】不宜过食久食，阴虚有火、胃热者忌服。孕妇慎用。

16. 孜然

【性味归经】味辛，性温。归脾、肝经。

【食疗功效】孜然具有散寒止痛。理气调中的功效。适用于脘腹冷痛，消化不良，寒疝疼痛，月经不调等。

【食用注意】阴虚有火者忌服。

拓展阅读

少盐少油，控糖限酒

流行病学调查证实，人群的血压水平和高血压的患病率均与食盐的摄入量密切相关，过多脂肪摄入会增加慢性疾病发生的风险，过多添加糖摄入会增加龋齿及超重肥胖发生的风险，酒精是造成肝损伤、胎儿酒精综合征、痛风、心血管疾病等的危险因素。

《中国居民膳食指南》（2016 版）中建议培养清淡饮食习惯，少吃高盐和油炸食品。成人每天食盐（包括酱油和其他食物中的食盐量）不超过 6 g，每天烹调油 25 ~ 30 g，每日反式脂肪酸摄入量不超过 2 g；添加糖的每天摄入不超过 50 g，最好控制在约 25 g 以下；提倡饮用白开水和茶水，不喝或少喝含糖饮料；儿童少年、孕妇、乳母不应饮酒，成人男性一天饮用酒的酒精量不超过 25 g，女性不超过 15 g。

本章小结

本章主要介绍了谷豆类、果蔬类、肉食类、水产品类、蛋奶类、酿造类食物的类别、性味归经、食疗功效及食用注意事项。要求学生重点掌握各类食物的营养特点、食疗功效，能够根据不同食物的性味归经，对不同消费人群给予科学的饮食指导。

思考题

1. 简述玉米、黄豆的营养作用及食疗功效。请尝试总结哪些豆类不适合痛风、尿酸过多的患者食用？

2. 简述苹果、菠菜的营养作用及食疗功效。总结哪些水果是寒凉的，哪些水果是温热的？

3. 简述猪肉、牛肉、羊肉的营养作用和食疗价值，以及河蟹、鲍鱼、海参的食疗功效和食用时的注意事项。

4. 简述鸡蛋、鸭蛋、牛奶的营养作用和食疗功效。怎样合理利用牛乳，以最大 β 度地保证其营养和保健功能？

5. 调味品中哪些食物不宜孕妇食用？调味品中哪些是高血脂及胆囊炎患者不宜多食的？

（王若维　李玉环）

第七章　常见病食疗应用

知识目标

1. **掌握** 感冒、咳嗽、眩晕、失眠、高血压、冠心病、高血脂、便秘、泄泻的基本理论及常用食疗方。
2. **熟悉** 感冒、咳嗽、眩晕、失眠、高血压、冠心病、高血脂、便秘、泄泻的辨证分型。
3. **了解** 感冒、咳嗽、眩晕、失眠、高血压、冠心病、高血脂、便秘、泄泻的常用疗方的制法。

能力目标

1. 能够对感冒、咳嗽、眩晕、失眠、高血压、冠心病、高血脂、便秘、泄泻进行辨证。
2. 能够对感冒、咳嗽、眩晕、失眠、高血压、冠心病、高血脂、便秘、泄泻选择常用的食疗方。

第一节　呼吸系统疾病

扫码"学一学"

案例讨论

　　案例： 李先生，39岁，常有发热、微恶风寒、头痛，鼻塞流涕、咽痛、目赤、口渴、咳嗽、苔薄白或薄黄等症状。

　　问题： 1. 李先生为什么出现以上症状？

　　　　　　2. 可选用哪些食疗方辅助治疗？

　　　　　　3. 日常生活中应注意的饮食原则？

一、感冒

　　感冒是感触风邪或流行病毒后而引起肺卫功能失调，表现出发热恶风、咳嗽、鼻塞流涕、喷嚏、头痛、舌苔薄、脉浮等主要症状的外感疾病。感冒与现代医学所指的急性上呼吸道感染和流行性感冒极为相似。

　　感冒包括普通伤风感冒与流行性感冒两大类型，本节以论述普通伤风感冒的食疗为主。

（一）感冒时食疗的基本原则

　　1. 宜清淡稀软饮食　因患者脾胃功能受到影响，应服用易于消化吸收的清淡稀软食物，以便可以减轻脾胃负担，饮食宜食米粥、米汤、牛奶、玉米面粥、面条、蛋汤、藕粉糊、杏仁粉糊等流体或半流体食物。

2. 宜多饮水　饮水有利于排泄体内毒素，保持患者呼吸道湿润。

3. 宜多吃水果、蔬菜　吃水果、蔬菜补充人体需要的多种维生素和微量元素。风寒感冒者可以生姜葱白、芫荽等为主。风热感冒者可以油菜、苋菜、蕹菜、菠菜等为主。暑湿感冒者可以茭白、西瓜、冬瓜、丝瓜、黄瓜等为主。邪热稍平时，则宜以番茄、藕、橘子、苹果、杏、枇杷等为主。

4. 忌饮食有节　风热感冒者忌食辛辣、热性的食物，以免助热。风寒感冒者忌食生冷瓜果及冷饮等，以免助冷。暑湿感冒者除忌肥腻外，还应忌过咸食物，如咸菜、咸带鱼等。因过咸可凝湿生痰，刺激气管引起咳嗽加剧，不利于感冒康复。感冒伴有食欲不振者，忌油腻黏滞的食物。如油炸品、糯米饭、奶油蛋糕之类。

5. 忌饮酒和浓茶　高度酒可扩张全身血管、兴奋中枢神经系统，影响睡眠，引起头痛、免疫力下降，使病情加重。饮浓茶不仅影响感冒患者的睡眠休息，而且茶叶中的某些成分还可对抗或降低解热镇痛药的药效。另外，某些治疗感冒的中成药中的酸性或生物碱成分，易与茶叶中的鞣酸发生沉绽反应，使药物发生变质失效所以，在治疗感冒期间，最好不饮浓茶，更不宜用浓茶水送服药。

（二）感冒食疗方法

1. 风寒型感冒

【临床表现】发热恶寒，头痛身痛，鼻塞流涕，舌淡红苔薄白，脉浮紧或浮缓。

【食疗原则】辛温解表，宣肺散寒。

【常用食疗方】

（1）生姜方

①姜苏饮

原料：生姜片 15 g，紫苏叶 10 g，红糖 20 g。

制法：将生姜片和紫苏叶共入锅中，加水 500 mL，煮至沸腾，加入红糖。

应用：趁热服下，温覆发汗。

②姜糖饮

原料：生姜 15 g，葱白 3 段，红糖 20 g。

制法：将生姜片和葱白段共入锅中，加水 500 mL，煮至沸腾，加入红糖。

应用：趁热服下，温覆发汗。

【食疗方解析】

生姜性温味辛，具有解表散寒、温中止呕功效。紫苏叶性温味辛，具有解表散寒、健脾止呕、理气安胎功效，故对肠胃型、孕妇感冒最宜。葱白性湿味辛，能够解表散寒。红糖性温味甘，具有温中散寒，健脾和胃功效。

（2）芫荽黄豆汤

原料：芫荽（即香菜）30 g，黄豆 10 g，食盐少许。

制法：先将锅内加适量水，放入黄豆煎煮 15 分钟后，再加入芫荽同煮 5 分钟，加食盐即成。

应用：趁热服下，温覆发汗。

【食疗方解析】

芫荽性温味辛，具有发汗解表、消食下气、透疹等功效。黄豆则健脾和中、排脓解毒。二物合用，共奏解表散寒之效。

（3）辛夷花茶

原料：辛夷花2g，紫苏叶6g。

制法：将辛夷花、紫苏叶共入杯中，用开水冲泡。

应用：代茶频饮。

【食疗方解析】

辛夷花能够辛温解表，宣通肺窍。紫苏具有散寒解表、行气宽中功效。二物合用，共奏祛风散寒、宣通肺窍之效。

2. 风热型感冒

【临床表现】发热、微恶风寒、头痛，鼻塞流浊、咽痛、目赤、口渴、咳嗽、苔薄白或薄黄，脉浮数。

【食疗原则】辛凉解表，清热解毒。

【常用食疗方】

（1）薄荷方

①银花薄荷饮

原料：金银花15g，薄荷6g，白糖适量。

制法：金银花加适量水煎煮15分钟后加入薄荷再煮沸3分钟，取汤液，加适量白糖。

应用：代茶饮。

②薄荷粥

原料：薄荷10g，粳米60g，白糖少许。

制法：将薄荷加水煎煮取汁备用。粳米加水煮成粥，注入薄荷汁，再煮，加入糖调匀。

应用：佐餐食用。

【食疗方解析】

薄荷性凉味辛，具有发汗解表、疏风散热、利咽透疹的功效。金银花性凉味辛，具有辛凉透表、清热解毒、芳香辟秽的功效。现代研究表明，金银花具抗菌、消炎、抗病毒、降低血脂等作用。粳米性平味甘，具有补中益气、健脾和胃、除烦渴的功效。

（2）菊花方

①菊花茶

原料：菊花5g。

制法：将菊花入杯中，用沸水冲泡。

应用：代茶饮。

②桑菊豆豉茶

原料：桑叶10g，菊花10g，淡豆豉6g。

制法：将桑叶、菊花、淡豆豉共入锅中，加适量水煎煮取汁。

应用：代茶频饮。

【食疗方解析】

菊花性微寒味甘苦，具有疏风散热平肝明目、清热解毒的功效。现代研究表明，菊花具有镇静、解热、降压、消炎、抗菌等作用。桑叶性微寒味甘，具有疏风清热、平肝明目功效。淡豆豉则能够解表、清热、除烦。

二、咳嗽

咳嗽是指肺气上逆偶伴有声，咳吐痰液。古人谓"有声无痰为咳，有痰无声为嗽"，但临床上难以将二者截然分开，故而称之为咳嗽。以咳嗽为主要症状的常见疾病为呼吸道感染、急性支气管炎、慢性支气管炎、肺炎、支气管扩张、肺结核、胸膜炎等。根据咳嗽症状不同及疾病发生的原因，可将咳嗽分为外感和内伤两大类。

（一）咳嗽时食疗的原则

1. 宜多饮水，足量的水分能够帮助稀释痰液，易于痰咳出。

2. 宜清淡饮食，宜食萝卜、青菜等新鲜蔬菜，不仅易于消化，而且能够补充各种维生素和矿物质。特别是萝卜还有降气化痰的作用。

3. 宜食具有祛痰止咳作用的食物，如荸荠、枇杷、橘子、梨、杏、核桃仁、百合等。

4. 忌吃油腻、辛辣刺激性、过咸、过甜、过酸的食物　过于油腻的食物会加重胃肠负担。辛辣食品会刺激咽喉部，使咳嗽加重。酸食常敛痰，使痰不易咳出。

5. 忌食鱼腥等发物，以免加重咳嗽。

6. 忌烟、酒。

（二）咳嗽食疗方法

1. 风寒型咳嗽

【临床表现】咳嗽声重，咽喉痒痒，痰白而稀，恶寒发热、无汗、头痛、身痛、鼻塞流清涕，苔薄白，脉浮紧。

【食疗原则】疏风散寒，宣肺止咳。

【常用食疗方】

（1）萝卜葱白汤

原料：萝卜1个，葱白6根，生姜15 g。

制法：锅加3碗水，将萝卜洗净加入煮熟，再放入葱白、姜，稍煮沸。

应用：汤萝卜共食，每日2次。

【食疗方解析】

萝卜性平味甘辛，具有下气消食、除痰润肺、解毒生津、和中止咳的功效。葱白、生姜能够散寒解表。诸物合用，共奏散寒解表、宣肺止咳之效。

（2）蒸大蒜水

原料：大蒜3瓣，冰糖1粒。

制法：将大蒜拍碎入碗，加入半碗水，放入冰糖，把碗加盖放锅中蒸，用旺火烧开后改用小火蒸15分钟即可。

应用：每天2～3次。

【食疗方解析】

大蒜性温味辛，具有下气、除风、解毒、散痛、驱虫、止泻、利尿、降压、止血、祛痰等功效。冰糖能够润肺止咳。二物合用，共奏散寒、宣肺、止咳之效。

2. 风热型咳嗽

【临床表现】咳嗽，咳痰，痰黄而稠，发热，口渴咽痛，鼻流浊涕，舌尖红、苔薄白或薄黄，脉浮数。

【食疗原则】疏风清热，宣肺止咳。

【常用食疗方】

（1）桑叶方

①桑茅汤

原料：桑叶 10 g，白茅根 15 g，冰糖 15 g。

制法：桑叶、白茅根洗净，同冰糖一起放入锅中，加 3 碗水，煎煮取汁（约 2 碗）。

应用：代茶饮。

②桑菊饮

原料：桑叶、菊花、薄荷、甘草各 10 g。

制法；将上述诸物共入杯中，用开水冲泡。

应用：代茶频饮。

【食疗方解析】

桑叶性寒味甘苦，具有疏散风热、清肺止咳、清肝明目功效。白茅根具有凉血止血、清热利尿、化痰止咳功效。冰糖可润肺滋阴。菊花性微寒味苦辛，具有疏风清热、解毒明目之功效。薄荷性凉味辛，能够疏散风热、清利头目、利咽、透疹。甘草具有清热解毒、调和诸药之功效。两方均有疏风清热、宣肺止咳的功效。

（2）金银花冲鸡蛋

原料：金银花 5 g，鲜鸡蛋 1 枚。

制法：将金银花加水 200 mL，煮沸 5 分钟，取汁。把鸡蛋打入碗内，用金银花汁冲鸡蛋，搅匀即可。

应用：趁热一次服完。每日早、晚各服 1 次。

【食疗方解析】

金银花性寒味甘，具有辛凉透表、清热解毒，芳香辟秽之功效。鸡蛋性平味甘，能够补肺养血、滋阴润燥。二物合用，共奏疏风散热、润肺止咳的功效。

3. 阴虚型咳嗽

【临床表现】干咳少痰或痰中带血丝，形体消瘦，五心烦热，潮热盗汗，口干咽燥，舌红少苔，脉细数。

【食疗原则】养阴清肺，化痰止咳。

【常用食疗方】

（1）冰糖黄精汤

原料：黄精 30 g，冰糖 50 g。

制法：先将黄精洗净，用冷水泡发 3~4 小时，然后将黄精捞起放入锅，再放冰糖和适量水，用旺火烧沸后转用小火煨熬，直至黄精熟烂即成。

应用：汤物共食。

【食疗方解析】

黄精性平味甘，能够补脾润肺。冰糖性平味甘，具有补虚缓急、润肺生津之功效。二物合用，共奏补虚、润肺、止咳之效。

（2）梨方

①生梨汁

原料：鲜梨 1 只。

制法：将梨洗净，榨取汁。

应用：每日 3 次，每次 20 mL。

②川贝蒸梨

原料：鲜梨 1 只，川贝母粉末 6 克，冰糖少许。

制法：将梨去皮，剖开，去核，放入川贝母粉末及冰糖，共放入碗中，入笼蒸熟。

应用：早、晚分食。

【食疗方解析】

川贝性凉味甘苦，具有润肺清热、化痰止咳功效。鲜梨性凉味甘、酸，具有生津、润燥、补肺的功效。

4. 痰浊阻肺型咳嗽

【临床表现】咳嗽痰多，色白而黏，胸膈满闷，纳呆神疲，舌胎白腻，脉濡滑。

【食疗原则】健脾燥湿，化痰止咳。

【常用食疗方】

（1）茯苓薏苡仁粥

原料：茯苓 15 g，薏苡仁 60 g。

制法：将茯苓、薏苡仁共入锅中，加水煮成粥。

应用：佐餐食用。

【食疗方解析】

茯苓性平味甘、淡，能够利水渗湿、健脾补中。薏苡仁性微寒味甘、淡，具有利水消肿、健脾止泻、上清肺热、下渗脾湿之功效。二物合用对脾虚湿盛、痰浊阻肺有相得益彰之效。

（2）猪肺萝卜杏仁汤

原料：猪肺 250 g，萝卜 500 g，杏仁 15 g，食盐少许。

制法：将猪肺、萝卜分别洗净，切块备用，与杏仁一起放入锅中煮至熟烂，加食盐调味即可。

应用：汤物共食。

【食疗方解析】

猪肺性平味甘，能够滋阴润肺。萝卜可降气祛痰。杏仁具有祛痰、止咳、平喘之功效。诸物合用，其奏降气、祛痰、平喘之效。

三 拓展阅读

雾霾危害呼吸系统的机制

雾霾影响人体健康主要是因为雾霾本身的毒性以及雾霾表面黏附的有毒物质，由于雾霾中有许多微小的有害颗粒物，它们可以随呼吸进入人体，这些有毒颗粒进入呼吸道，有些更小的颗粒物可以进入肺泡，甚至可以透过肺泡进入血液。颗粒物可使机体氧化－抗氧化系统失衡，进而引起肺组织损伤；也可启动氧化应激反应，使机体局部释放大量炎性介质导致炎性损伤。因此，雾霾最容易损害的就是人体的呼吸系统。

第二节　中枢神经系统疾病

扫码"学一学"

☞ **案例讨论**

　　案例：李先生，42 岁，突然出现头晕目眩，耳鸣如蝉，心烦易怒，少寐多梦，腰膝酸软，口苦，伴有恶心呕吐，几小时后逐渐好转，每 3～4 天发作一次。

　　问题：1. 李先生为什么出现以上症状？

　　　　　　2. 可选用哪些食疗方辅助治疗？

　　　　　　3. 日常生活中应注意哪些饮食原则？

一、眩晕

　　眩晕是由于情志、饮食内伤、体虚久病、失血劳倦等原因，引起风、火、痰、瘀上扰清窍或精亏血少，清窍失养为基本病机，以头晕、眼花为主要临床表现的一类病证。其轻者闭目可止，重者如坐车船，旋转不定，不能站立，或伴有恶心、呕吐、汗出、面色苍白等症状。

　　眩晕为临床常见病证，多见于高血压、低血压、低血糖、贫血、梅尼埃病、脑动脉硬化、椎－基底动脉供血不足、神经衰弱等病。除必要的药物治疗外，情志调理以及饮食调护，均有利于眩晕疾病的控制。

（一）眩晕食疗的基本原则

1. 饮食应以富有营养和新鲜清淡为原则。

2. 多食蛋类、瘦肉、青菜及水果。

3. 忌食肥甘辛辣之物，如肥肉、油炸物、酒类、辣椒等。

4. 若恶心、呕吐严重者可暂时禁食。

（二）眩晕食疗方法

1. 肝阳上亢

【临床表现】眩晕耳鸣，头痛且胀，遇劳累、恼怒加重，肢麻震颤，失眠多梦，急躁易怒，舌红苔黄，脉弦。

【食疗治则】平肝潜阳，滋养肝肾。

【常用食疗方】

（1）天麻鱼头

原料：天麻 25 g，川芎 10 g，茯苓 10 g，鲜鲤鱼 1 条（1500 g），酱油、料酒、食盐、味精、白糖、胡椒粉、香油、葱、生姜、水淀粉各适量。

制法：将鲜鲤鱼去鳞、鳃和内脏，洗净备用，川芎、茯苓切大片，用二次米泔水泡上，再放入天麻浸泡 4~6 小时，捞出天麻置米饭上蒸透切片，将天麻片放入鱼头和鱼腹内，加入葱、生姜和适量清水，上笼蒸约 30 分钟。去葱和生姜，另用水淀粉、清汤、白糖、食盐、料酒、酱油、味精、胡椒粉、香油烧开勾芡即成。

应用：每周 2~3 次，佐餐食用。

【食疗方解析】

天麻性平味甘，专入肝经，走肝经气分，平肝熄风止痛。川芎辛散温通，入肝行血，长于活血定痛。茯苓甘淡性平，善补脾气，能渗水湿。鲤鱼甘平，功擅利水、下气、镇惊，与上药配伍，既滋精血益肝肾而涵阳熄风，又利小便下逆气而降上亢之阳。

（2）夏枯草煲瘦肉

原料：瘦猪肉 200 g，夏枯草 30 g，精盐适量。

制法：将夏枯草用纱布包好，猪肉洗净，切成小块，锅内加适量水，放入肉块、药包，大火烧开，文火炖至肉熟烂，加入盐、味精调味即可。

应用：弃药包，吃肉喝汤，每日 1 次。

【食疗方解析】

夏枯草味苦气寒，泄肝火，散郁结，瘦猪肉甘平滋补，补肾养血，滋阴润燥，两者合用，使肝火肝阳得清而阴血不耗，肝肾阴血得补则虚风自灭，相辅相成，发挥平肝清热，滋养肝肾，止眩晕之功。

2. 痰浊上蒙

【临床表现】眩晕，头重如蒙，视物旋转，胸闷作哕，呕吐痰涎，食少多寐，苔白腻，脉弦滑。

【食疗治则】燥湿祛痰，健脾和胃。

【常用食疗方】

（1）半夏山药粥

原料：清半夏 30 g，山药 30 g。

制法：山药研末，先煮半夏取汁一大碗，去渣，调入山药末，再煮沸，酌加白糖和匀。

应用：每日早晚空腹服食。

【食疗方解析】

半夏辛温性燥，善能燥湿化痰，又和胃降逆；山药入肺脾肾，健脾润肺补肾。半夏山药合用，健脾化湿，降逆消痰。

（2）橘红糕

原料：橘红 10 g，米粉 500 g，白糖 200 g。

制法：将橘红洗净，烘干研为细末，与白糖和匀备用；把米粉以水少许润湿，放于蒸锅屉布上蒸熟，待冷却后，卷入橘红糖粉，切为夹心方块米糕即可。

应用：不拘时食用。

【食疗方解析】

橘红气芳香入脾肺，燥湿化痰，理气健脾，加以米粉、白糖调理中焦脾胃，发挥健脾化痰，止晕作用。

3. 气血亏虚

【临床表现】头晕目眩，动则加剧，遇劳则发，面色㿠白，爪甲不荣，神疲乏力，心悸少寐，纳差食少，便溏，舌淡苔薄白，脉细弱。

【食疗治则】补养气血，健运脾胃。

【常用食疗方】

（1）参枣米饭

原料：党参5 g，大枣10个，糯米200 g，白糖25 g。

制法：将党参、大枣加水适量泡发后，煎煮半小时，捞去党参、枣，留汤备用。糯米淘净，加水适量放在大碗中蒸熟后扣在盘中，把枣摆在上面再把汤液加白糖煎成黏稠状，浇在枣饭上即成。

应用：每日早晚空腹服用。

【食疗方解析】

党参性甘味平，补气养血生津。大枣补中益气，养血安神。糯米质黏滋养，补脾益气。白糖甘平入脾，润肺生津，补益中气。四味合用，有益气补脾，养血安神之功。

（2）天麻炖鸡

原料：天麻片10 g，土鸡1只，红枣10颗，枸杞20颗，生姜3片，花椒、盐适量

制法：在砂锅中放入适量清水，加入洗净的天麻，大火煮20分钟捞出，切成片备用，汤保留。另烧少量清水焯好鸡块，捞出放入煮天麻的砂锅中，倒入足量清水，放入切姜片和花椒，大火煮开。放入天麻，红枣和枸杞，改成中小火，盖上盖子煲2～3小时以上，加入适量盐即可。

应用：喝汤吃肉。

【食疗方解析】

天麻性平味甘，专入肝经，平肝息风。土鸡温补气血，鸡肉含丰富蛋白质。红枣补益气血，枸杞滋补肝肾。天麻炖鸡质润多液，能养血熄风。

4. 肝肾阴虚

【临床表现】眩晕久发不已，视力减退，两目干涩，少寐健忘，心烦口干，耳鸣，神疲乏力，腰酸膝软，遗精，舌红苔薄，脉弦细。

【食疗治则】滋养肝肾，养阴填精。

【常用食疗方】

（1）乌龟黑豆汤

原料：乌龟1只（约250 g重），黑豆30 g。

制法：将乌龟去甲及内脏，洗净切成块，先用清水煮，然后放入黑豆，用文火熬至龟肉熟透，加入冰糖。

应用：吃肉和黑豆，喝汤，每周服2次。

【食疗方解析】

龟肉味甘、酸，性平，入肝肾肺三经，擅长滋补肝肾之阴，并有退热作用。黑豆是滋补肾阴之佳品。

（2）桑葚枸杞猪肝粥

原料：桑葚、枸杞各12 g，猪肝100 g，盐10 g，粳米100 g。

制法：桑葚、枸杞洗净，去杂质；猪肝洗净，切成薄片；把淘好的粳米放入锅内，加水 1000 mL，武火烧沸，打去浮沫，放入桑葚、枸杞子、猪肝和盐，煮熟即成。

应用：每日 1 次，早餐食用。

【食疗方解析】

桑葚性味甘寒，具有补肝益肾、生津润燥。枸杞子补益肝肾，明目润肺，为肝肾亏虚要药。猪肝味甘苦，性温，归肝经，可养血补肝。药食合用，具有滋补肝肾，养肝明目的功效。

二、失眠

失眠，也称不寐，是由于情志、饮食内伤，病后及年迈，禀赋不足，心虚胆怯等病因，引起心神失养或心神不安，从而导致经常不能获得正常睡眠为特征的一类病证。主要表现为睡眠时间、深度的不足以及不能消除疲劳、恢复体力与精力，轻者入睡困难，或寐而不酣，时寐时醒，或醒后不能再寐，重则彻夜不寐。

失眠是临床常见病证之一，虽不属于危重疾病，但常妨碍人们正常生活、工作、学习，并能加重或诱发心悸、胸痹、眩晕、头痛、中风病等病证。常见于神经官能症、更年期综合征等病。中医辨证施护并配合食疗，常是治疗失眠的有效方法之一。

（一）失眠患者的饮食原则

1. 饮食以少食多餐为宜，睡前进食既不宜过饱，又不宜过少。

2. 忌一切刺激性食物。

3. 平时宜食清淡而富有营养的食物。包括优质蛋白质、维生素 B、维生素 E 和维生素 C 等。

4. 应注意食用含有较多钙元素的食品，如排骨汤，蛋，海藻类。

5. 宜食用含色氨酸的食品，如鱼，肉，蛋，牛奶，酸奶，奶酪等。

6. 晚餐可以食用富含脂肪的食品。

（二）失眠患者的食疗方法

1. 心脾两虚

【临床表现】多梦易醒，心悸健忘，神疲食少，头晕目眩，伴有四肢倦怠，面色少华，舌淡苔薄，脉细无力。

【食疗治则】补益心脾，养心安神。

【常用食疗方】

（1）大枣茯神粥

原料：大枣 5 枚，粟米 50 g，茯神 10 g。

制法：用水煎煮茯神，滤取汁液，以茯神药液与大枣、粟米同煮为粥。

应用：每日 2 次，早、晚服食。

【食疗方解析】

大枣甘温，补中益气，养血安神。茯神有宁心、安神、利水的功效。粟米健脾和胃、滋阴养血。合用具有健脾养心、安神益智作用。

（2）麦枣桂圆汤

原料：小麦 60 g，大枣 14 枚，龙眼肉 10 g。

制法：三味原料洗净加水共煮，待麦枣熟后取食。

应用：每日分2次服用。

【食疗方解析】

小麦甘凉微寒，养心气宁神；大枣甘温，养血安神，补益脾气；桂圆肉甘温，益心血，补心脾不滋腻，益气血不壅滞，是治疗心脾两虚心悸失眠的良药。三药合用甘缓滋补，补心脾，益气血，有滋养心神之效。

2. 心胆气虚

【临床表现】心烦不寐，多梦易醒，胆怯心悸，触事易惊，伴有气短自汗，倦怠乏力，舌淡，脉弦细。

【食疗治法】益气镇惊，安神定志。

【常用食疗方】

（1）酸枣仁散

原料：酸枣仁50 g。

制法：炒熟令香，捣细过筛为散。

应用：每服5 g，以竹叶汤调下。

【食疗方解析】

酸枣仁性味甘平，入心肝经，宁心安神，养肝敛汗，可治疗虚烦不眠，惊悸怔忡，烦渴，虚汗。

（2）柏子仁炖猪心

原料：柏子仁15 g，猪心1只。

制法：将猪心洗净、剖开，将柏子仁放入猪心内，再将已放入柏子仁的猪心盛入砂锅内，加水适量，文火煨炖熟，以猪心烂为度。食用时，可放少许调料。

应用：每日1次。

【食疗方解析】

柏子仁性平味辛甘，入心、肝、大肠经，养心安神，润肠通便。猪心为血肉有情之品，味咸甘，性温，养心补血，安神定志，能治虚悸。柏子仁炖猪心，有养心安神、补血润肠的功效。

3. 阴虚火旺

【临床表现】心烦不寐，心悸不安，腰酸足软，伴头晕，耳鸣，健忘，遗精，口干津少，五心烦热，舌红少苔，脉细而数。

【食疗治则】滋阴降火，清心安神。

【常用食疗方】

（1）莲芯龙眼散

原料：莲子芯5枚，龙眼肉1个。

制法：莲子芯研细末，用龙眼肉1个包裹，或装入空胶囊内。

应用：睡前吞服。

【食疗方解析】

莲子芯祛心火，养心安神。桂圆味甘性温，养血益脾、补心安神。合用可治阴虚火旺型失眠多梦、烦热口干诸证。

（2）百合二仁蜜

原料：鲜百合 50 g，柏子仁 10 g，酸枣仁 25 g，红枣 10 枚，蜂蜜 2 匙。

制法：将柏子仁、酸枣仁、百合共入砂锅中，水煎 2 次，去渣合一大碗，加入大枣和适量清水，小火烧 30 分钟，离火，加入蜂蜜搅匀即成。

应用：每日 1 剂。

【食疗方解析】

百合味甘微苦，性微寒，为清补之品，入心肺二经，清心安神，养阴润肺。柏子仁、酸枣仁均入心经，可养心安神，加大枣、蜂蜜益气补中，健脾和胃，有滋肝养心，安神宁心功效。

4. 心火偏亢

【临床表现】心烦不寐，躁扰不宁，怔忡，口干舌燥，小便短赤，口舌生疮，舌尖红，苔薄黄，脉细数。

【食疗治则】清心泻火，宁心安神。

【常用食疗方】

（1）莲芯茶

原料：莲子芯，生甘草各 3 g。

制法：开水冲泡代茶。

应用：每日数次。

【食疗方解析】

莲子芯性味苦寒，能清心祛火安神。甘草甘平，清火解毒，甘缓养心，并可矫味，合用清心安神，并有降压功效。

（2）百合芦笋汤

原料：百合 150 g，芦笋 100 g。

制法：鲜百合瓣成片，去内膜，用食盐搓后洗净，放入砂锅中，加适量清水，煮至七成熟；芦笋切段放入鲜百合汤中，加入食盐、味精即可食用。

应用：每日 1 剂。

【食疗方解析】

百合有润肺止咳、清心安神的作用，芦笋味甘、性寒，归肺、胃经，有清热解毒，生津利水的功效。两者合用适于心火肺热所致的失眠不寐、心烦易惊、咳嗽咽干等。

> **拓展阅读**
>
> ### 缓解精神压力助睡眠
>
> 　　长期精神压力影响睡眠，减轻精神压力可以从以下方面入手：保持好的心态，积极面对难题，学会自我调节，以适当方式宣泄自己内心的不快和抑郁，解除心理压抑和精神紧张；做感兴趣的事，如看电影、旅游、听音乐等释放压力，或是找个没人的地方大声地喊叫；适度运动，有意识地放慢生活节奏，冷静地处理各种纷繁复杂的事情，舒缓精神压力，提高睡眠质量。

扫码"学一学"

第三节 心脑血管疾病

案例讨论

案例：张先生，68岁，患者主诉血压忽高忽低不稳定，服中西药无用，经常头痛头晕，眼花耳鸣，恶心欲吐，不思进食，伴有心悸失眠，夜间盗汗，腰酸腿软，四肢发麻。

问题：1. 张先生为什么出现以上症状？

2. 可选用哪些食疗方辅助治疗？

3. 日常生活中应注意的饮食原则？

一、高血压

高血压是一种世界性最常见的心血管疾病，是以动脉血压增高为主的临床症候群。根据中医学理论，认为此病发生由肝、肾、心三脏阴阳的消长失去平衡所致，其表现以本虚标实为特点。治疗早期宜平肝潜阳，中期宜滋阴潜阳，后期则以滋补肝肾、育阴助阳为基本法则，并结合辨证随兼症不同而加减。

（一）高血压食疗的基本原则

1. 减少"三高"摄入 平时应减少动物脂肪的摄入，可采用植物油烹调，每天油（包括动物油和植物油）的摄入量不超过25 g。

2. 控制钠盐摄入量，补充钾钙镁的摄入 各国的高血压防治指南中均建议控制钠盐的摄入，建议钠摄入量为≤2.4 g/d（换算成食盐为6 g/d）。

3. 控制能量摄入 造成肥胖的原因之一是能量相对过剩，因此增加体育活动，适当限食，维持理想体重，是预防高血压的主要措施之一。

4. 限制饮酒 限制饮酒，每天白酒少于50 mL，葡萄酒少于100 mL，啤酒少于250 mL。

5. 补充维生素C 大剂量维生素C可使胆固醇氧化为胆酸排出体外，从而改善心脏功能和血液循环。多食用此类新鲜的蔬菜和水果有助于高血压病的预防。

（二）高血压食疗方法

1. 肝阳上亢型

【临床表现】眩晕耳鸣，头昏胀痛，遇劳或恼怒时加重，肢麻震颤，面颊潮红，少寐多梦，腰膝酸软，舌质红少苔，脉弦细数。

【食疗原则】滋水涵木，平肝潜阳。

【常用食疗方】

（1）罗布麻叶茶

原料：罗布麻叶茶5 g。

制法：将罗布麻叶茶放入杯中，用沸水冲泡，加盖焖15分钟。

应用：当茶频频饮用，一般可冲泡 3～5 次，每日 1 剂。

【食疗方解析】

罗布麻叶性凉、味甘、苦，可平肝清热、降压。

（2）决明栀子茶

原料：决明子、栀子各 10 g，绿茶 5 g。

制法：将上述原料同入锅中，加适量水煎取汁。

应用：作茶饮用，每日 1 剂。

【食疗方解析】

栀子性寒，味苦，有清热泻火、凉血解毒功效，为平肝泻火的良药。决明子性凉、味苦、甘、能清肝、明目、通便、降压，有较强的降压、降脂作用。绿茶性寒、味苦，可消暑清热、生津止渴。

2. 阴虚阳亢型

【临床表现】眩晕头痛，五心烦热，腰膝酸软，耳鸣健忘，舌红苔薄，脉弦细数。

【食疗原则】滋阴潜阳，滋养肝肾。

【常用食疗方】

（1）芹菜方

①芹菜苦瓜汤

原料：芹菜 500 g，苦瓜 60 g。

制法：将芹菜、苦瓜分别洗净，芹菜切成段，苦瓜切成片，共入锅中，加适量水，煎取汁。

应用：每日 1 次。

②芹菜菊花汤

原料：芹菜 30 g，菊花 9 g。

制法：将芹菜洗净，切成块。与菊花共入锅中，加适量水先煮取汁。

应用：每日 1 次。

【食疗方解析】

芹菜性凉，味甘、辛，能清热利湿，平肝凉血。苦瓜性寒、味苦，有清热明目、解毒、降压、降脂的作用。菊花性凉，味甘、苦，能散风热、清肝火、降血压。

3. 气虚血瘀型

【临床表现】胸闷气短，头晕心悸，肢麻失眠，乏力易汗，舌体胖大、色紫黯或有瘀斑、苔薄白，脉弦涩无力。

【食疗原则】益气、活血、化瘀。

【常用食疗方】

（1）黄芪母鸡汤

原料：母鸡 1 只，葛根、黄芪、当归各 50 g，调料适量。

制法：将母鸡宰杀后洗净，把黄芪、葛根、当归放入鸡腹中，隔水蒸熟，加调料调味即可。

应用：吃鸡肉喝汤。

【食疗方解析】

当归性温，味甘、辛，能补血活血。黄芪性微温，味甘，可补气固表、益气健脾。鸡肉性平，味甘，可滋养补血、补精添髓。葛根性凉，味辛、甘，有发汗解肌、解表透疹、升阳止泻、生津止渴功效。

（2）山楂蜜汁饮

原料：山楂30 g，丹参、何首乌各50 g，蜂蜜适量。

制法：将山楂、丹参、何首乌同入锅内，加适量水煎取汁，加入蜂蜜调味。

应用：每日1剂，代茶饮。

【食疗方解析】

山楂性微温，味酸、甘，可消食化积、行气化瘀。何首乌性微温，味苦、甘、涩，能补肝肾、乌须发，解毒润肠。丹参性微寒，味苦，有活血凉血、清心除烦的作用。

4. 阴阳两虚型

【临床表现】眩晕头痛，视物模糊，心悸失眠，腰酸耳鸣，尿频肢冷，遗精阳痿，舌质淡红，苔薄白或少苔，脉沉弦或沉而细数。

【食疗原则】补精益气、育阴助阳。

【常用食疗方】

（1）玉液汁

原料：何首乌60 g，大枣10枚，胡萝卜汁200 mL，冰糖适量。

制法：将何首乌、大枣共入锅中，加适量水煎取汁液，去渣后加入胡萝卜汁、冰糖。

应用：早晚代茶饮。

【食疗方解析】

何首乌性微温，味苦、甘、涩，可滋补肝肾、润肠解毒，大枣性平，味甘，能养血健脾、宁心安神。胡萝卜性平，味甘。诸物合用，有补肝肾、益精血、降血压的功效。

（2）淡菜松花蛋

原料：淡菜30 g，松花蛋1个。

制法：将松花蛋去壳，切瓣，与淡菜共煮成汤。

应用：佐餐服用。

【食疗方解析】

淡菜性温，味咸，能滋养肝肾、调精添髓，治疗眩晕。松花蛋性凉，味甘，有清热滋阴的作用。

二、冠心病

冠状动脉粥样硬化性心脏病简称冠状动脉性心脏病或冠心病，有时又被称为冠状动脉病或缺血性心脏病。指供给心脏营养物质的血管 - 冠状动脉发生严重粥样硬化或痉挛，使冠状动脉狭窄或阻塞，以及血栓形成造成管腔闭塞，导致心肌缺血或梗死的一种心脏病，亦称缺血性心脏病。

（一）冠心病食疗原则

1. 控制总热量，维持正常的体重　糖在总热量中的比例应控制在60%～70%。宜多吃些粗粮，以增加复杂的糖类（淀粉）、纤维素、维生素的含量。

2. 控制脂肪摄入的质与量　脂肪的摄入应限制在总热量的30%以下，以植物脂肪为主。

3. 控制碳水化合物摄入　碳水化合物摄入过多，可造成热量过高，在体内同样可转化生成脂肪，引起肥胖，并使血脂升高。

4. 适量的蛋白质　蛋白质是维持心脏必需的营养物质，能够增强抵抗力，但摄入过多的蛋白质对冠心病不利。

5. 提供丰富的维生素　维生素 C 能促进胆固醇生成胆酸，从而有降低血胆固醇的作用。维生素 E 具有抗氧化作用，能阻止不饱和脂肪酸过氧化，保护心肌并改善心肌缺氧，预防血栓发生。

6. 适当增加膳食纤维的摄入　膳食纤维能吸附胆固醇，阻止胆固醇被人体吸收，并能促进胆酸从粪便中排出，减少胆固醇在体内生成，故能降低血胆固醇。

7. 保证必需的无机盐及微量元素供给　常食海带、紫菜等含碘丰富的海产品，可降低冠心病发病率。

8. 少食多餐　切忌暴饮暴食，晚餐也不宜吃得过饱，否则易诱发急性心肌梗死。

9. 禁饮烈性酒　酒精能使心率加快，加重心肌缺氧，故应禁酒。

（二）冠心病食疗方法

1. 气滞血瘀型

【临床表现】胸部刺痛，固定不移，入夜更甚，时或心悸不宁，舌质紫暗，脉象沉涩。

【食疗原则】活血化瘀、化气通络止痛。

【常用食疗方】

（1）川芎当归茶

原料：川芎 9 g，当归 6 g，茶叶 3 g。

制法：将川芎、当归、茶叶加适量水煎取计。

应用：代茶饮。

【食疗方解析】

川芎性温，味辛，能活血行气、祛风止痛。当归性温，味甘、辛，可补血活血、抗氧化、镇静止痛、降血脂。茶叶性寒，味甘、苦，可收敛、利尿、提神。

（2）三仁粥

原料：桃仁、甜杏仁、枣仁各 5 g，粳米 60 g。

制法：将桃仁、甜杏仁、枣仁共入锅中，加适量水煎煮，去渣取汁，加入粳米同煮成粥。

应用：早晚各 1 次。

【食疗方解析】

桃仁性平，味苦、甘，能活血祛瘀、润肠通便。甜杏仁性平，味甘，可化痰、止咳、平喘、润肠。枣仁性平，味酸，能养心安神、补中益气。

2. 气阴两虚型

【临床表现】胸闷隐痛，时作时止，心悸气短，面色少华，倦怠懒言，头晕目眩，遇劳则甚，舌偏红或有齿印，脉细弱无力，或结代。

【食疗原则】益气养阴，活血通络。

【常用食疗方】

（1）人参二冬茶

原料：人参9g，天门冬、麦门冬各6g。

制法：将人参、天门冬、麦门冬研成末，置于保温杯中，用开水冲泡，焖15分钟即可。

应用：代茶饮。

【食疗方解析】

人参性微温，味甘、微苦，能大补元气、补脾益肺、生津安神。天门冬性寒，味甘、苦，可养阴润燥、清火生津。麦门冬性微寒，味甘、微苦，能养阴润肺、益胃生津。

（2）牡蛎鲫鱼汤

原料：牡蛎12g，鲫鱼200g，调料适量。

制法：将鲫鱼去鳞、鳃及内脏，洗净，与牡蛎一起加水煮汤，加入调料调味即可。

应用：佐餐食用。

【食疗方解析】

牡蛎性平，味甘、咸，能平肝潜阳、滋阴养血。鲫鱼性温，味甘，可健脾补肾。

三、高血脂

高脂血症是指血浆脂质成分浓度超过正常高限。实际上高脂血症也泛指包括低、高密度脂蛋白在内的各种血脂异常。血脂是血浆所含脂类的统称。

（一）高血脂食疗基本原则

1. 限制膳食胆固醇的摄入 忌食胆固醇含量高的食物。胆固醇摄入量每日应控制在300毫克以下，血胆固醇升高中度以上者每日膳食胆固醇应控制在200mg以下。

2. 限制动物性脂肪摄入 应适当增加植物油的摄入。

3. 增加膳食纤维摄入 膳食纤维可促进胆固醇排泄，减少胆固醇合成，能降低血胆固醇。

4. 增加降血脂食物的摄入 如豆类食品、大蒜、洋葱、山楂、香菇等。

5. 饮食宜清淡 各种动物性食品中蛋白质量多而质优，但有些动物性食品胆固醇及脂肪含量也高，故应适当加以控制。

6. 碳水化合物在总热能中以占45%~60%为宜 尽量避免食用白糖、水果糖和含糖较多的糕点及罐头等食品。

（二）高血脂食疗方法

1. 痰湿内阻型

【临床表现】血脂增高，兼见形体肥胖，倦怠纳呆，腹胀便溏，舌苔白腻，脉滑。

【食疗原则】健脾，祛湿，化痰。

【常用食疗方】

（1）洋葱饮

原料：洋葱适量。

制法：将洋葱榨取汁。

应用：每日3次，每次10mL。

【食疗方解析】

洋葱性温，味辛、甘，能健胃消食、平肝利尿。

（2）萝卜粥

原料：鲜萝卜 250 g，粳米 50 g。

制法：将萝卜洗净，切成块，和粳米共入锅中，加适量水煮粥。

应用：常服，不拘量。

【食疗方解析】

萝卜性平，味甘、辛，具有理气开胃、清热化痰的功效。

2. 脾肾两虚型

【临床表现】血脂升高，兼腰膝酸软，倦怠乏力，腹胀纳呆，耳鸣眼花，舌红苔薄，脉细沉。

【食疗原则】益气、健脾、补肾。

【常用食疗方】

（1）人参茯苓粥

原料：人参 5 g，茯苓 15 g，粳米 100 g。

制法：将人参、茯苓研成细末。把粳米淘净入锅，加水煮粥，粥成后加人参、茯苓末再煮一二沸即可。

应用：每日 1 次。

【食疗方解析】

人参性温，味微甘，能大补元气、补脾益肺。茯苓性平，味甘、淡，可健脾利湿、宁心安神。

（2）鲫鱼汤

原料：鲫鱼 1 条，赤小豆 60 g，紫皮蒜 1 头，葱白 1 段，姜片、黄酒、食盐各少许。

制法：将鲫鱼去鳞、鳃及内脏，洗净，与赤小豆、紫皮蒜及葱白、姜、黄酒一起入锅中，加适量水，用小火炖熟，加入食盐调味即可。

应用：吃鱼喝汤。

【食疗方解析】

鲫鱼性温，味甘，能健脾补肾，利尿下乳。赤小豆性平，味甘，酸，能健脾化湿、解毒消肿。

3. 瘀血阻滞型

【临床表现】血脂增高，胸闷胸痛，痛处固定，形体肥胖，舌紫暗或有瘀点，脉弦涩。

【食疗原则】活血化瘀。

【常用食疗方】

（1）银杏降脂茶

原料：银杏叶 5 g。

制法：将银杏叶放入杯中，用开水冲泡。

应用：代茶饮。

【食疗方解析】

银杏性平，味甘、涩，能敛肺气、定喘嗽、通血络。

（2）醋花生

原料：米醋 250 mL，花生 200 g。

制法：将花生泡于米醋中，7 日后即成。

应用：每日早、晚各服 5 粒。

【食疗方解析】

醋性平，味酸、能散瘀止血。花生性平，味甘，可扶正补虚、悦脾和胃。

拓展阅读

人类致命的"头号杀手"

在中国人的十大死亡原因中，与代谢疾病相关的死亡率就高达 35.7%，与"三高"相关的死亡人数也占总死亡人数的 27%。随着生活水平的提高和生活节奏的改变，被称为"富贵病"的"三高症"（高血压、高血糖和高脂血症），已如"旧时王谢堂前燕，飞入寻常百姓家"，特别是 50 岁以上中老年人健康的常见病，全世界每年死于心脑血管疾病的人数高达 1500 万人，居各种死因首位。心脑血管疾病已成为人类死亡病因最高的"头号杀手"，也是人们健康的"无声凶煞"！

第四节　内分泌系统疾病

扫码"学一学"

案例讨论

案例：刘女士，68 岁，退休干部，近来常感疲乏无力、烦躁、嗜睡，劳累后上述症状加重，且伴有明显口渴。查体：血压 134/90 mmHg，身高 158 cm，体重 75 kg，肥胖体型，空腹血糖为 9.2 mmol/L。既往有高脂血症病史。

问题：1. 刘女士为什么出现以上症状？

　　　　2. 可选用哪些食疗方辅助治疗？

　　　　3. 日常生活中应注意的饮食原则？

一、糖尿病

糖尿病是以血糖升高为主、伴脂肪及蛋白质代谢异常的一组全身慢性内分泌代谢性疾病。典型临床表现为"三多一少"，即多饮、多尿、多食和体重减轻。是一种常见病、多发病，发病率都很高，并可引起失明、心脑血管疾病、肾功能衰竭等并发症。

（一）糖尿病食疗的基本原则

1. 控制热量摄入　正常体重者一般可按每 kg 体重 105～126 kJ 给予。

2. 限制单糖类食物　碳水化合物的热能比可保持在 60% 左右。

3. 供给充足的蛋白质　应减少蛋白质摄入量，每 kg 体重 0.8 g。

4. 碳水化合物适量　根据我国人民生活习惯，可进主食（米或面）250～400 g。

5. 限制动物脂肪摄入　脂肪能量高，每克产热量 9 kcal。每日每千克体重 0.8～1 g。

6. 多食富含维生素及微量元素　提供丰富的 B 族维生素，以促进碳水化合物代谢。

7. 保证足够数量的膳食纤维　具有降血糖及改善糖耐量的作用。

8. 合理分配餐次　可按早、午、晚餐比例分配热能。

（二）糖尿病食疗方法

1. 肺热津伤型

【临床表现】以烦渴多饮为主，口干咽燥，喉咙灼痛，尿量频多，色黄，大便干结，舌边尖红苔薄黄，脉洪数。

【食疗原则】清热润肺，生津止渴。

【常用食疗方】

（1）五汁饮

原料：梨汁、荸荠汁、麦门冬汁、藕汁、鲜芦根汁各等份。

制法：将上述诸汁和匀。

应用：代茶饮。

【食疗方解析】

梨具有生津止渴、清心润肺、除烦利尿、清热解毒、润喉消痰等作用。荸荠性寒，味甘，能清热化痰、消积。麦门冬性微寒，味甘，能清心润肺、养胃生津。藕性寒，味甘，可清热生津、凉血散瘀。芦根性寒，味甘，可清肺胃热、生津止渴。

（2）葛根方

原料：葛根、粳米。

制法：1 份葛根，2 份粳米，如常法同煮粥；也可用葛根粉 30 g，用水煮成糊状即可。

应用：早、晚分食。

【食疗方解析】

葛根能清热生津。有降血脂、降血糖等作用，对糖尿病患者或冠心病患者优佳。

2. 胃热炽盛型

【临床表现】多食易饥，口渴多饮，形态消瘦，小便频多，大便干结，头晕、目眩、耳鸣，舌红苔黄或燥裂，脉滑实有力。

【食疗原则】清胃泻火，养阴增液。

【常用食疗方】

（1）山药薏苡仁粥

原料：山药 60 g，薏苡仁 30 g。

制法：将山药、薏苡仁共入锅中，加适量水煮成粥。

应用：佐餐食用。

【食疗方解析】

山药能补气益阴，健脾固肾。薏苡仁可利水渗湿、健脾止泻。

（2）猪胰薏苡仁粥

原料：猪胰 1 个，薏苡仁 60 g，食盐少许。

制法：将猪胰洗净，煮汤，取出猪胰，加入薏苡仁煮粥。

应用：佐餐食用。

【食疗方解析】

猪胰能健脾降糖、以脏补脏，可补虚和引经的作用，达到扶正祛邪治糖尿病的功效。薏苡仁具有健脾利湿、清热排脓之功。

3. 肝肾阴虚型

【临床表现】尿频、尿多为主，尿浑浊如脂膏，尿甜，烦渴喜饮，腰膝酸软，头晕耳鸣，口干唇燥，皮肤干燥，乏力瘙痒，舌红苔少，脉细数。

【食疗原则】滋补肝肾，润燥止渴。

【常用食疗方】

（1）黄芪炖甲鱼

原料：黄芪30 g，甲鱼肉200 g，调料少许。

制法：将黄芪、甲鱼肉分别洗净，共入锅中，加适量水炖至熟烂，加入调料调味。

应用：喝汤吃肉，佐餐食用。

【食疗方解析】

黄芪可健脾补中，益卫固表、降血糖。甲鱼肉能滋阴凉血，补肾健骨。

（2）芡实老鸭煲

原料：芡实100 g，老鸭1只，调料少许。

制法：将老鸭宰杀后，去毛及内脏等，洗净。芡实洗净，放入鸭腹内。把老鸭置锅中，加适量水，用旺火煮沸后改用小火煮至鸭熟烂，加调料调味即可。

应用：喝汤吃肉，佐餐食用。

【食疗方解析】

老鸭能滋阴补虚、利尿消肿。芡实能益肾固精、健脾止泻。

二、痛风

痛风是一组由于嘌呤代谢紊乱所致的疾病。其临床特点为高尿酸血症引起的痛风性急性关节炎反复发作、痛风石沉积、痛风石性慢性关节炎和关节畸形。可分为原发性和继发性两类。原发性痛风，其病因除少数是由于酶缺陷引起外，大多未明了，常伴高脂血症、肥胖、糖尿病等，属遗传性疾病。继发性痛风，以关节红、肿、热、痛反复发作，关节活动不灵活为主要临床表现。中医学属于"痹证""痛风"等范畴。

（一）痛风食疗的基本原则

1. 限制高嘌呤食物 如肝脏、肾、胰、脑等动物脏器，以及浓肉汤、鸡汤等。

2. 限制总热能 痛风患者均较胖，故应限制总热能摄入，控制肥胖。

3. 限制脂肪摄入 因为脂肪能阻止肾脏对尿酸的排泄。

4. 限制蛋白质 以每日每kg体重1 g蛋白质为宜。

5. 多吃碱性食品 如蔬菜、水果、矿泉水等，在碱性环境中尿酸盐易溶解。

6. 尽量多饮水 每日摄入量可在2000 mL以上，以促进盐排出。

（二）痛风食疗方法

1. 湿热痹阻型

【临床表现】关节灼热疼痛，皮肤红肿，局部肿胀变形，屈伸不利，可伴发热恶风，口渴烦躁，小便短赤，舌质红苔黄腻，脉滑数。

【食疗原则】清热化湿，宣痹止痛。

【常用食疗方】

（1）苍术薏苡仁粥

原料：苍术 12 g，川牛膝 15 g，薏苡仁 90 g，生石膏 24 g。

制法：将全部用料洗净，放进瓦罐内，加清水适量，文火煮 2～3 小时成粥，即可食用。

应用：每日 1 次，随量食用。

【食疗方解析】

苍术可燥湿健脾。薏苡仁能健脾利湿。牛膝可补肝肾、强筋骨、活血通经。石膏能清热泻火。本粥有清热化湿、宣痹止痛之效。

（2）桑枝绿豆汤

原料：老桑枝 60 g，绿豆 30 g。

制法：将桑枝煎取汁，加入绿可煮至酥烂即可。

应用：佐餐食用。

【食疗方解析】

桑枝可清热疏风、舒筋活络。绿豆能清热解毒、消暑利水。二物合用，清热作用更强。

2. 痰湿阻滞型

【临床表现】关节肿胀，甚则关节周围漫肿，局部酸麻疼痛，或见"块瘰"硬结不红，伴有肢体困重、目眩、面浮足肿，舌胖苔白腻，脉缓或弦滑。

【食疗原则】化痰除湿、舒筋通络。

【常用食疗方】

（1）薏苡仁山药雪梨汤

原料：薏苡仁 50 g，山药 15 g，梨 200 g，冰糖少许。

制法：将山药、梨分别去皮切块，与薏苡仁共入锅中，加适量水煮至薏苡仁熟烂，加入冰糖调味即可。

应用：随量饮用。

【食疗方解析】

梨可生津止渴，清心润肺、除烦利尿、清热解毒、润喉消痰。薏苡仁能健脾利湿。山药可补气益阴，健脾固肾。

（2）木瓜煲带鱼

原料：木瓜 250 g，鲜带鱼 200 g，陈皮 5 g，调料少许。

制法：将带鱼洗净除内脏，切成段。木瓜洗净切片。带鱼与木瓜共入锅中，加适量水，用小火煲至带鱼、木瓜熟，加入陈皮等调料调味即成。

应用：佐餐食用。

【食疗方解析】

木瓜可舒筋活络、和胃化湿。

3. 肝肾亏损型

【临床表现】久痹不愈，反复发作，或呈游走性疼痛，甚则关节变形，活动不利，痹着不仁，腰脊酸痛，神疲乏力，气短自汗，面色无华，舌淡少苔，脉细或细弱。

【食疗原则】补益肝肾，舒筋通络。

【常用食疗方】

（1）山药枸杞炖鹿茸

原料：鹿茸片3 g，山药30 g，枸杞子15 g，大枣、米酒各少许。

制法：将上述诸物一起放炖盅内，加开水适量，用小火隔水炖两小时，取汁即可。

应用：随量饮用。

【食疗方解析】

鹿茸可补肾阳、益精血。山药可补气益阴、健脾固肾。枸杞子能滋阴、补肝肾。大枣能益气补血。米酒可养血活血。

（2）黄鳝补肝汤

原料：黄鳝250 g，芦根15 g，桑寄生20 g，调料少许。

制法：将黄鳝去内脏等，洗净，与芦根、桑寄生一起放入砂锅中，加适量水，同煮成汤，加入调料调味即可。

应用：喝汤吃肉。

【食疗方解析】

黄鳝可补虚损、除风湿、通经脉、强筋骨。桑寄生能祛风除湿、补肝益肾。芦根能清肺胃热、生津止渴。

三、肥胖

肥胖症是指体内脂肪堆积过多，体重增加。我国卫生部组织专家研究，中国人的BMI（体质指数）= 18.5～23.9为正常体质指数；BMI < 18为清瘦；BMI ≥ 24为超重；BMI ≥ 28为肥胖。

肥胖症与遗传因素、内分泌与代谢异常、精神因素、饮食习惯、运动量小等有关。

（一）肥胖食疗的基本原则

1. 采用低热能膳食 总热能可根据性别、劳动强度等情况控制在4200～8400 kJ。

（1）选择高纤维的食物 芹菜、菠菜、大白菜、韭菜等蔬菜、大米等。

（2）选择低能量食物 蔬菜、水果等低热能食品，原则上可自由选择进食。

2. 蛋白质供给应充分 每日应至少每kg体重供给1 g蛋白质。

3. 脂肪热能比重低 在减肥膳食中脂肪的热能比以低于30%为宜。

4. 低碳水化合物膳食 每日供给量以100～200 g为宜。

5. 无机盐和维生素的充分 保证膳食中无机盐和维生素充分供应。

6. 高纤维膳食 高纤维膳食可减少热能摄入并产生饱腹感，有利于减肥膳食的坚持。

7. 低盐膳食 减肥期间每日食盐摄入量可保持在2～4 g，体重降至正常后可给盐每日3～5 g，有利于减少水潴留，使体重下降，且对防治肥胖并发症有利。

（二）肥胖食疗方法

1. 脾虚湿阻型

【临床表现】肥胖，头身困重，四肢乏力，大便溏薄，舌淡苔薄腻，脉缓或濡细。

【食疗原则】健脾化湿。

【常用食疗方】

（1）鲤鱼薏苡仁汤

原料：鲤鱼1条，薏苡仁、赤小豆各50 g，陈皮、花椒、草果各5 g，调料少许。

制法：将鲤鱼去鳞、鳃及内脏，洗净。把薏苡仁、赤小豆、陈皮、花椒、草果入鱼腹中，共煮汤，加入调料调味即成。

应用：佐餐食用。

【食疗方解析】

薏苡仁能利水渗湿、健脾除痹、清热排脓。赤小豆可清热利水、散血消肿。鲤鱼有利尿消肿、安胎通乳、清热解毒、止咳下气的功效。

（2）山药粥

原料：山药、鲜荷叶各30 g，大米60 g，调料少许。

制法：将荷叶洗净，加适量水煎取汁。用该汁与山药、大米共煮成粥，用调料调味即可。

应用：佐餐食用。

【食疗方解析】

山药能益气养阴、固精止带，为平补肺、脾、肾，渗水湿，消肥胖的佳品。荷叶能清暑利湿。大米可健身养胃、止渴、除烦。

2. 胃热湿阻型

【临床表现】形体肥胖，口渴欲饮，食量大，善饥，大便干结，呼吸气粗，口臭，唇干口燥，苔黄，脉滑数。

【食疗原则】清热化湿，消导通腑。

【常用食疗方】

（1）绿豆粥

原料：绿豆、大米各50 g。

制法：将绿豆、大米分别洗净后，共入锅中，加适量水煮成粥。

应用：佐餐服食。

【食疗方解析】

绿豆能清暑解毒、利水消肿。

（2）双菇炒苦瓜

原料：苦瓜150 g，香菇、金针菇各100 g，食油适量，调料少许。

制法：将苦瓜洗净，切成细丝，用盐腌渍15分钟，再用清水洗净，挤去水分，与香菇、金针菇按常法炒熟，加入调料调味即可。

应用：佐餐食用。

【食疗方解析】

香菇具有益气补虚、健脾降脂等功效。金针菇能清热利湿、降脂。苦瓜清热、解毒、明目。

3. 肝脾肾虚型

【临床表现】形体肥胖，头晕目眩，腰膝酸软，或五心烦热，口干盗汗，或神倦懒言，便溏、夜尿清长，苔薄或舌红，脉细或沉细。

【食疗原则】补肝益肾，健脾消脂。

【常用食疗方】

（1）消脂瘦身汤

原料：何首乌 20 g，荷叶 8 g，焦山楂、黄芪、决明子各 15 g，生姜 2 片，甘草 3 g。

制法：将上述诸物共入锅中，加适量水煎取汁。

应用：代茶随意饮用。

【食疗方解析】

何首乌可润肠通便、降压降脂、补肝肾之精血。焦山楂能消食降脂、行气散瘀。荷叶能利湿、降脂。黄芪可补气升阳、益气固表、利水消肿等。决明子有润肠通便、降压利尿、降血中胆固醇的作用。

4. 气滞血瘀型

【临床表现】身体肥胖，皮肤可见紫纹，月经失调，急躁易怒，腰背酸痛，舌红紫，苔少，脉涩弦。

【食疗原则】活血通络，理气散瘀。

【常用食疗方】

（1）大蒜萝卜汁

原料：大蒜 60 g，萝卜 120 g。

制法：将上述两物分别绞取汁，再将两汁混合均匀即成。

应用：早、晚分食。

【食疗方解析】

大蒜能温阳散寒、行气活血。萝卜有消食下气、降低血脂之功。

（2）番茄羹

原料：番茄 250 g，山楂 30 g，陈皮 10 g，湿淀粉适量。

制法：将山楂，陈皮分别洗净，切碎备用，将番茄入温水中浸泡片刻，洗净，剁成番茄糊，待用。清水中加入山楂、陈皮，用中火煮 20 分钟取汁。再入番茄糊，搅拌均匀，以湿淀粉勾兑成羹即成。

应用：佐餐食用。

【食疗方解析】

番茄有清热生津、健胃消食、降低血脂之功。陈皮能行气、化瘀、降脂。

■ 拓展阅读

10 个致胖的坏习惯！戒不掉你就瘦不了！

1. 怕浪费

2. 戒不掉甜食

3. 突击性减肥

4. 狼吞虎咽

5. 过于依赖代步工具

6. 水果当正餐

7. 无意识进食

8. 走路拖沓

9. 长期穿紧身裤

10. 习惯性熬夜

第五节 消化系统疾病

案例讨论

案例：王先生，41 岁，办公室文员，久坐少动，大便干结、量少、不规律，有痔疮，大便常疼痛出血。腹胀，食欲差，常失眠。

问题： 1. 王先生为什么出现以上症状？

2. 可选用哪些食疗方辅助治疗？

3. 日常生活中应注意的饮食原则？

一、便秘

便秘是由于大肠传导功能失常导致的，以大便排出困难，排便时间延长或排便间隔时间延长为特征的一种病症。便秘是独立病症，也是肠易激综合征、肠炎等多种病伴随的症状。

（一）便秘患者的饮食原则

1. 主食不要过于精细，增加饮食中粗粮的占比，如燕麦、玉米、小米等。

2. 多饮水，使肠道保持足够水分，利于排便。

3. 多吃芹菜、韭菜、洋葱等粗纤维蔬菜，增加食物容积，加快肠道蠕动。

4. 适当增加花生、芝麻、核桃等脂肪食物的摄入，有利于排便。

5. 每天要吃一定量的蔬菜与水果。

6. 定时排便，每晚睡前按摩腹部的习惯。

7. 禁食酒、咖啡、辣椒等刺激性食品。

（二）便秘患者的食疗方法

1. 实热秘

【临床表现】大便干结，或兼腹胀腹痛，面赤身热，口干口臭，心烦不安，小便短赤，舌红苔黄燥，脉滑数。

【食疗治则】泻热导滞，润肠通便。

【常用食疗方】

（1）番泻叶鸡蛋汤

原料：番泻叶 5~10 g，鸡蛋 1 个，菠菜少许，食盐、味精适量。

制法：鸡蛋盛入碗中搅散备用，番泻叶水煎，去渣留汁，倒入鸡蛋，加菠菜、食盐、味精，煮沸即成。

用法：喝汤吃蛋，每日 1 次，可服用 5~7 日。

【食疗方解析】

番泻叶泻下导滞，清导实热；鸡蛋益气养血；菠菜润燥通便，共奏泻热导滞之功。

（2）决明拌茄子

原料：决明子 20 g，茄子两个，食盐、酱油、食用油、味精适量。

制法：决明子捣碎加水适量，煎煮取汁备用，茄子加油炒，放入药汁，加适量佐料，炖熟。

用法：佐餐常吃。

【食疗方解析】

茄子清热解毒、活血消肿；决明子清肝降火，合用可润肠通便，清肝降逆。

2. 气滞秘

【临床表现】大便干结或便而不畅，肠鸣矢气，腹中胀痛，胸胁满闷，嗳气频作，饮食减少，舌淡红或红，苔薄腻，脉弦。

【食疗治则】顺气导滞。

【常用食疗方】

（1）实明黄糕

原料：枳实 10 g，决明子 5 g，大黄 3 g，玉米面 400 g，白糖适量。

制法：将枳实、决明子、大黄共研为末，加玉米面中拌匀，再加白糖适量，以水和面，蒸糕。

用法：佐餐常食。

【食疗方解析】

决明子质润富含油脂，清肝火，润大肠；枳实理气宽中，行滞消胀，大黄泻热通便；玉米面可益肺宁心，健脾开胃，合用起清热导滞，顺气通便功效。

（2）油焖枳实萝卜

原料：枳实 10 g，白萝卜、虾米、葱、姜、盐、油适量。

制法：水煎枳实，取汁备用；萝卜切块，猪油炸好，加虾米，浇药汁适量，煨至极烂，加葱、姜丝、盐适量即可。

用法：佐餐食之。

【食疗方解析】

枳实性凉，味苦酸，理气宽中，行滞消胀；白萝卜性甘平辛，归肺脾经，具下气消食、利尿通便作用。

3. 气虚秘

【临床表现】粪质并不干硬，也有便意，但临厕排便困难，需努挣方出，挣得汗出短气，便后乏力，体质虚弱，面白神疲，肢倦懒言，舌淡苔白，脉弱。

【食疗治则】补气润肠，健脾升阳。

【常用食疗方】

（1）牛髓膏

原料：人参、山药、桃仁、杏仁各 60 g，核桃肉 90 g，牛髓 90 g，蜂蜜 240 g。

制法：取人参、山药、桃仁、杏仁、核桃肉研末备用，牛髓放入铁锅内，加热溶化，再加入蜂蜜熬炼，煮沸后滤去滓，加入药末，用竹片不断搅拌，至黄色为度，放冷，瓷器盛装备用。

用法：每次 5～10 g，空腹嚼食。

【食疗方解析】

人参大补元气，牛髓养精壮骨，山药健脾，桃仁、杏仁、核桃仁均为植物种仁，脂多质润，润肠通便；蜂蜜养正润下，共用扶正补虚，润肠通便。

（2）芪香蜜膏

原料：黄芪300 g，木香45 g，蜂蜜适量。

制法：将黄芪、木香洗净，研细，水煎3次，合并煎液，文火浓缩，加入适量蜂蜜，煮沸收膏即成。

用法：每次20 mL，每日2次，温开水适量送服。

【食疗方解析】

黄芪补肺脾之气，蜂蜜润肠通便，佐木香使补中有行，又可除滞腻之弊，三味药，补气行气润肠兼备。

4. 血虚秘

【临床表现】大便干结，排出困难，面色无华，心悸气短，健忘，口唇色淡，脉细。

【食疗治则】养血润肠。

【常用食疗方】

（1）桑葚地黄蜜膏

原料：桑葚500 g，生地黄200 g，蜂蜜适量。

制法：将桑葚、生地加水适量煎煮，30分钟取煎液，加水再煎，合并煎液，以小火煎熬浓缩至较稠黏时，加蜂蜜1倍，至沸停火，待冷装瓶备用。

用法：每日2次，每次1汤匙，以沸水冲化。

【食疗方解析】桑葚补血滋阴，生津止渴，润肠燥；生地养阴清热；蜂蜜养阴润燥；合用滋阴养血，润肠通便。

（2）菠菜芝麻粥

原料：菠菜200 g，黑芝麻50 g，粳米100 g，精盐、味精、麻油适量。

制法：菠菜洗净切段，黑芝麻炒熟碾碎，粳米洗净放锅中，加适量水，煮至米开花时放入菠菜，待煮沸后放入芝麻、麻油、盐、味精即成。

用法：早晚空腹分食。

【食疗方解析】菠菜含有丰富的铁，补血，滋阴润肠；黑芝麻益肝补肾、养血润燥。合用可润燥通便，养血止血。

5. 阳虚秘

【临床表现】大便或干或不干，排出困难，小便清长，面色㿠白，四肢不温，腹中冷痛，得热痛减，腰膝冷痛，舌淡苔白，脉沉迟。

【食疗治则】温阳润肠。

【常用食疗方】

（1）锁阳红糖饮

原料：锁阳12 g，红糖60 g。

制法：将锁阳洗净切片，放入砂锅中，加水适量，浸泡20分钟煎煮，先武火至沸，改文火30分钟取汁，再煎取汁，合并煎液混匀，喝时兑入红糖即可。

用法：晚上顿服或分早晚2次服均可，每日1剂。

【食疗方解析】

锁阳甘温，补肾助阳，润肠通便；红糖性甘温，是补益佳品，温中养血。合用补肾助阳，润肠通便。

（2）芝麻核桃粉

原料：黑芝麻、核桃仁各等份。

制法：将黑芝麻、核桃仁分别炒熟，研成细末，用温水加蜂蜜调匀。

用法：早晚空腹服用。

【食疗方解析】

核桃含有丰富的核桃油，能软化大便，润滑肠道，还有大量的粗纤维，能吸水膨胀，刺激肠道运动。黑芝麻有补肝肾滋五脏，益精血润肠燥功效，芝麻性温，又含油质，润滑肠道。芝麻核桃粉可温中散寒，适用于阳虚冷秘。

二、泄泻

泄泻是以大便次数增多，粪质稀薄，甚至泻出如水样为特征的一种病症。泄泻四季均可发生，以夏秋两季多见。多见于急慢性肠炎、肠结核、肠易激综合征等多种疾病。采用合理的辨证食疗，配合药物治疗泄泻有较好的疗效。

（一）泄泻患者的饮食原则

1. 发病初期，一般以清淡流质食物为宜，如浓米汤、淡果汁、面汤等。

2. 症状缓解后改为低脂流质饮食，或低脂少渣、细软易消化的半流质饮食。

3. 补充维生素 B 和维生素 C，如鲜橘汁、果汁、番茄汁、菜汤等。

4. 腹泻严重时，应及时补充水分、葡萄糖水或淡盐水等，以补充体内水分，预防脱水。

5. 不吃生冷、油腻、粗糙食物等不易消化的食物，禁酒，禁食辣椒、芥末等刺激性食物。

（二）泄泻患者的食疗方法

1. 寒湿泄泻

【临床表现】泄泻清稀，甚则如水样，腹痛肠鸣，脘闷食少，苔白腻，脉濡缓。若兼外感风寒，则恶寒发热头痛，肢体酸痛，苔薄白，脉浮。

【食疗治则】芳香化湿，解表散寒。

【常用食疗方】

（1）炮姜粥

原料：炮姜 6 g，白术 15 g，粳米 30 g，八角茴香、花椒少许。

制法：将炮姜、白术、花椒、八角茴香装在纱布包里，放入锅中加水先煮 20 分钟，然后下粳米煮粥。

用法：每日 1 剂，日 3 次温服，连服 1～2 周。

【食疗方解析】

炮姜可温暖脾胃，能温中止痛止泻，炮姜粥用于中气虚寒导致的腹痛、腹泻、虚寒型出血。

（2）花椒粥

原料：花椒 5 g，粳米 50 g。

制法：花椒水煎 10 分钟取汁，粳米煮粥，粥将熟时加入花椒汁，略煮即可。

用法：空腹趁热服用。

【食疗方解析】

花椒味辛，散寒力强，善入中焦，能温中止痛，暖脾止泻；粳米性温，入脾胃，补脾土厚肠胃，同煮为粥，温中散寒，补益脾胃。

2. 湿热泄泻

【临床表现】泄泻腹痛，泻下急迫，或泻而不爽，粪色黄褐，气味臭秽，肛门灼热，或身热口渴，小便短黄，苔黄腻，脉滑数或濡数。

【食疗治则】清肠利湿。

【常用食疗方】

（1）豆花煎鸡蛋

原料：扁豆花 30 g，鸡蛋 2 个，盐少许。

制法：将鸡蛋打入碗中与扁豆花拌匀，用油煎炒，撒盐末少许即可。

用法：每日 1 剂，分 2 次服用，可连服 5~7 日。

【食疗方解析】

扁豆花健脾和中，解暑化湿，止泻止带，鸡蛋滋阴润燥，补心宁神，养血解毒。合用可清热解毒，化湿止泻。

（2）香椿粥

原料：香椿叶 15 g，粳米 100 g。

制法：香椿叶、大米洗净，入锅加水同煮为粥。

用法：佐餐服用。

【食疗方解析】

香椿有清热解毒，健胃理气功效；粳米益气生津，合用清热利湿止泻。

3. 伤食泄泻

【临床表现】泻下稀便，臭如败卵，伴有不消化食物，脘腹胀满，腹痛肠鸣，泻后痛减，苔垢浊或厚腻，脉滑。

【食疗治则】消食导滞。

【常用食疗方】

（1）山楂粥

原料：山楂 30 g，大米 100 g，砂糖 10 g。

制法：山楂煮水后取汁，加大米煮粥，待熟时加入砂糖，煮沸即成。

用法：佐餐服用。

【食疗方解析】

山楂善消食积，现代研究山楂含果胶较多，能吸附水分，帮助肠道抗菌，消食止泻。

（2）鸡内金散

原料：鸡内金数个，黄酒适量。

制法：鸡内金焙干研粉。

用法：黄酒调服，每日 2 次。

【食疗方解析】

鸡内金消食健胃，涩精止遗。黄酒有较高的功能性低聚糖，能改善肠道菌群，增强消化功能。合用可健脾消食止泻。

4. 脾虚泄泻

【临床表现】因稍进油腻食物或饮食稍多，大便次数即明显增多而发生泄泻，伴有不消化食物，大便时泻时溏，迁延反复，饮食减少，食后脘闷不舒，面色萎黄，神疲倦怠，舌淡苔白，脉细弱。

【食疗治则】健脾益气，和胃渗湿。

【常用食疗方】

（1）山药粥

原料：干山药片60 g或鲜山药200 g，粳米100 g

制法：山药洗净切片，与粳米同煮粥。

用法：早、晚食用。

【食疗方解析】

山药滋补脾肺肾；粳米益气生津，山药粥具有健脾补肺，固肾益精止泻作用。

（2）八仙糕

原料：炒芡实、土炒白术、山药、山楂、白茯苓、莲子、党参各5 g，炒陈皮3 g，糯米粉600 g，粳米粉400 g，白糖100 g。

制法：莲子温水泡后去皮芯，与其他药同放锅内，加水武火煮沸后转文火煮30分钟取汁。再将粳米粉、糯米粉、白糖、药汁合匀，揉成面团，做成糕，上笼蒸30分钟即可。

用法：早餐酌量食用。

【食疗方解析】

山药、芡实、茯苓，补脾渗湿；党参白术健脾益气，和胃化湿；莲子补脾止泻；陈皮理气开胃、燥湿化痰，山楂消食健胃，行气散瘀，诸药与健脾和胃的糯米、粳米合而为糕，标本同治，益气健脾除湿，涩肠止泻，特别适合老人儿童及体弱者服用。

5. 肾虚泄泻

【临床表现】黎明之前脐腹作痛，肠鸣即泻，泻下完谷，泻后即安，小腹冷痛，形寒肢冷，腰膝酸软，舌淡苔白，脉细弱。

【食疗治则】温补脾肾，固涩止泻。

【常用食疗方】

（1）糯米粥

原料：糯米50 g，狗肉汤250 mL。

制法：文火炖煮成稀糊状，加适量胡椒、味精即可。

用法：热食。

【食疗方解析】

狗肉性温味甘咸，强肾壮阳、祛寒止痛；糯米补中益气，健脾暖胃；合用可温阳止泻。

（2）骨碎补煲猪肾

原料：猪肾（猪腰）一个，骨碎补10 g，盐适量。

制法：先将猪肾剖开洗净，除去白筋膜，加水适量，与骨碎补共炖至熟，去骨碎补，加盐调味即可。

用法：喝汤，吃猪肾。一周服二次，连服四周。

【食疗方解析】

骨碎补补肾强骨，续伤止痛；猪肾有补肾疗虚、生津止渴功效，合用适于年老体弱，肾虚不固而引起的久泻、腰酸背痛。

拓展阅读

容易腹泻的人如何调理？

长期腹泻会导致身体虚弱，抵抗力下降，要尽快调理：坚持健康的饮食习惯；科学补水，加快新陈代谢；少吃肠胃敏感的食物，不吃垃圾食品；按摩腹部、足部和手掌穴位；定期查体，保持肠胃健康；学会选择健康食材，使肠胃功能恢复正常。

本章小结

本章主要介绍了呼吸系统疾病、中枢神经系统疾病、心脑血管疾病、内分泌系统疾病、消化系统疾病的基本理论、辨证分型、常用食疗方，并对常用食疗方进行详细分析，学生可根据食疗方进行实操训练，强化实践操作能力。要求学生重点掌握各类常见疾病的辨证分型、食疗方，能够根据不同疾病类型选择适应的食疗方，对不同疾病人群给予科学的食疗指导。

思考题

1. 感冒、咳嗽辨证分型有哪几类？举例说明感冒、咳嗽的常用食疗方。

2. 失眠患者的饮食原则？哪些食疗方可用于肝肾阴虚型眩晕？心脾两虚型失眠可选用哪些食疗方？

3. 高血压、冠心病、高血脂的辨证分型有哪些？食疗饮食原则？常用食疗方？

4. 糖尿病、痛风、肥胖的辨证分型有哪些？食疗饮食原则？糖尿病、肥胖的常用食疗方？

5. 便秘患者的饮食原则？脾虚泄泻可选用哪些食疗方？哪些食疗方可用于实热便秘？

（刘 岩　曲晓妮　冯晓明）

附录

药食同源目录大全（2018 最新版）

卫健委公布的《关于进一步规范保健食品原料管理的通知》中，对药食同源物品、可用于保健食品的物品和保健食品禁用物品做出具体规定。三种物品名单如下。

既是食品又是药品的中药名单

丁香、八角、茴香、刀豆、小茴香、小蓟、山药、山楂、马齿苋、乌梢蛇、乌梅、木瓜、火麻仁、代代花、玉竹、甘草、白芷、白果、白扁豆、白扁豆花、龙眼肉（桂圆）、决明子、百合、肉豆蔻、肉桂、余甘子、佛手、杏仁、沙棘、芡实、花椒、红小豆、阿胶、鸡内金、麦芽、昆布、枣（大枣、黑枣、酸枣）、罗汉果、郁李仁、金银花、青果、鱼腥草、姜（生姜、干姜）、枳椇子、枸杞子、栀子、砂仁、胖大海、茯苓、香橼、香薷、桃仁、桑叶、桑葚、桔红、桔梗、益智仁、荷叶、莱菔子、莲子、高良姜、淡竹叶、淡豆豉、菊花、菊苣、黄芥子、黄精、紫苏、紫苏籽、葛根、黑芝麻、黑胡椒、槐米、槐花、蒲公英、蜂蜜、榧子、酸枣仁、鲜白茅根、鲜芦根、蝮蛇、橘皮、薄荷、薏苡仁、薤白、覆盆子、藿香。（以上为 2012 年公示的 86 种）

人参、山银花、芫荽、玫瑰花、松花粉、粉葛、布渣叶、夏枯草、当归、山奈、西红花、草果、姜黄、荜茇，在限定使用范围和剂量内作为药食两用。（2014 新增 15 种中药材物质）

党参、肉苁蓉、铁皮石斛、西洋参、黄芪、灵芝、天麻、山茱萸、杜仲叶，在限定使用范围和剂量内作为药食两用。（2018 新增 9 种中药材物质作为按照传统既是食品又是中药材物名单）

卫健委公布的可用于保健食品的中药名单

人参、人参叶、人参果、三七、土茯苓、大蓟、女贞子、山茱萸、川牛膝、川贝母、川芎、马鹿胎、马鹿茸、马鹿骨、丹参、五加皮、五味子、升麻、天门冬、天麻、太子参、巴戟天、木香、木贼、牛蒡子、牛蒡根、车前子、车前草、北沙参、平贝母、玄参、生地黄、生何首乌、白及、白术、白芍、白豆蔻、石决明、石斛、地骨皮、当归、竹茹、红花、红景天、西洋参、吴茱萸、怀牛膝、杜仲、杜仲叶、沙苑子、牡丹皮、芦荟、苍术、补骨脂、坷子、赤芍、远志、麦冬、龟甲、佩兰、侧柏叶、制大黄、制何首乌、刺五加、刺玫果、泽兰、泽泻、玫瑰花、玫瑰茄、知母、罗布麻、苦丁茶、金荞麦、金樱子、青皮、厚朴花、姜黄、枳壳、枳实、柏子仁、珍珠、绞股蓝、胡芦巴、茜草、荜茇、韭菜子、首乌藤、香附、骨碎补、党参、桑白皮、桑枝、浙贝母、益母草、积雪草、淫羊藿、菟丝子、野菊花、银杏叶、黄芪、湖北贝母、番泻叶、蛤蚧、越橘、槐实、蒲黄、蒺藜、蜂胶、酸角、墨旱莲、熟大黄、熟地黄、鳖甲。

保健食品禁用中药名单（注：毒性或者副作用大的中药）

八角莲、八里麻、千金子、土青木香、山莨菪、川乌、广防己、马桑叶、马钱子、六角莲、天仙子、巴豆、水银、长春花、甘遂、生天南星、生半夏、生白附子、生狼毒、白降丹、石蒜、关木通、农吉利、夹竹桃、朱砂、米壳（罂粟壳）、红升丹、红豆杉、红茴香、红粉、羊角拗、羊踯躅、丽江山慈姑、京大戟、昆明山海棠、河豚、闹羊花、青娘虫、鱼藤、洋地黄、洋金花、牵牛子、砒石（白砒、红砒、砒霜）、草乌、香加皮（杠柳皮）、骆驼蓬、鬼臼、莽草、铁棒槌、铃兰、雪上一枝蒿、黄花夹竹桃、斑蝥、硫黄、雄黄、雷公藤、颠茄、藜芦、蟾酥。

历代本草文献所载具有保健作用的食物名单

聪耳（增强或改善听力）类食物：莲子、山药、荸荠、蒲菜、芥菜、蜂蜜。

明目（增强或改善视力）类食物：山药、枸杞子、蒲菜、猪肝、羊肝、野鸭肉、青鱼、鲍鱼、螺蛳、蚌。

生发（促进头发生长）类食物：白芝麻、韭菜子、核桃仁。

润发（使头发滋润、光泽）类食物：鲍鱼。

乌须发（使须发变黑）类食物：黑芝麻、核桃仁、大麦。

长胡须（有益于不生胡须的男性）类食物：鳖肉。

美容颜（使肌肤红润、光泽）类食物：枸杞子、樱桃、荔枝、黑芝麻、山药、松子、牛奶、荷蕊。

健齿（使牙齿坚固、洁白）类食物：花椒、蒲菜、莴笋。

轻身（消肥胖）类食物：菱角、大枣、榧子、龙眼、荷叶、燕麦、青粱米。

肥人（改善瘦人体质，强身壮体）类食物：小麦、粳米、酸枣、葡萄、藕、山药、黑芝麻、牛肉。

增智（益智、健脑等）类食物：粳米、荞麦、核桃、葡萄、菠萝、荔枝、龙眼、大枣、百合、山药、茶、黑芝麻、黑木耳、乌贼鱼。

益志（增强志气）类食物：百合、山药。

安神（使精神安静、利睡眠等）类食物：莲子、酸枣、百合、梅子、荔枝、龙眼、山药、鹌鹑、牡蛎肉、黄花鱼。

增神（增强精神，减少疲倦）类食物：茶、荞麦、核桃。

增力（健力，善走等）类食物：荞麦、大麦、桑葚、榛子。

强筋骨（强健体质，包括筋骨、肌肉以及体力）类食物：栗子、酸枣、黄鳝、食盐。

耐饥（使人耐受饥饿，推迟进食时间）类食物：荞麦、松子、菱角、香菇、葡萄。

能食（增强食欲、消化等能力）类食物：葱、姜、蒜、韭菜、芫荽、胡椒、辣椒、胡萝卜、白萝卜。

壮肾阳（调整性功能，治疗阳痿、早泄等）类食物：核桃仁、栗子、刀豆、菠萝、樱桃、韭菜、花椒、狗肉、狗鞭、羊肉、羊油脂、雀肉、鹿肉、鹿鞭、燕窝、海虾、海参、鳗鱼、蚕蛹。

种子（增强助孕能力，也称续嗣，包括安胎作用）类食物：柠檬、葡萄、黑雌鸡、雀肉、雀脑、鸡蛋、鹿骨、鲤鱼、鲈鱼、海参。

历代本草文献所载具有治疗作用的食物

散风寒类（用于风寒感冒病症）食物：生姜、葱、芥菜、芫荽。

散风热类（用于风热感冒病症）食物：茶叶、豆豉、杨桃。

清热泻火类（用于内火病症）食物：茭白、蕨菜、苦菜、苦瓜、松花蛋、百合、西瓜。

清热生津类（用于燥热伤津病症）食物：甘蔗、番茄、柑、柠檬、苹果、甜瓜、甜橙、荸荠。

清热燥湿类（用于湿热病症）食物：香椿、荞麦。

清热凉血类（用于血热病症）食物：藕、茄子、黑木耳、蕹菜、向日葵子、食盐、芹菜、丝瓜。

清热解毒类（用于热毒病症）食物：绿豆、赤小豆、豌豆、苦瓜、马齿苋、荠菜、南瓜。

清热利咽类（用于内热咽喉肿痛病症）食物：橄榄、罗汉果、荸荠、鸡蛋白。

清热解暑类（用于暑热病症）食物：西瓜、绿豆、赤小豆、绿茶、椰汁。

清化热痰类（用于热痰病症）食物：白萝卜、冬瓜子、荸荠、紫菜、海蜇、海藻、海带、鹿角菜。

温化寒痰类（用于寒痰病症）食物：洋葱、杏、芥子、生姜、佛手、香橼、桂花、橘皮。

止咳平喘类（用于咳嗽喘息病症）食物：百合、梨、枇杷、落花生、杏仁、白果、乌梅、小白菜。

健脾和胃类（用于脾胃不和病症）食物：南瓜、包心菜、芋头、猪肚、牛奶、芒果、柚、木瓜、栗子、大枣、粳米、糯米、扁豆、玉米、无花果、胡萝卜、山药、白鸭肉、醋、芫荽。

健脾化湿类（用于湿阻脾胃病症）食物：薏苡仁、蚕豆、香椿、大头菜。

驱虫类（用于虫积病症）食物：榧子、大蒜、南瓜子、椰子肉、石榴、醋、乌梅。

消导类（用于食积病症）食物：萝卜、山楂、茶叶、神曲、麦芽、鸡内金、薄荷叶。

温里类（用于里寒病症）食物：辣椒、胡椒、花椒、八角茴香、小茴香、丁香、干姜、蒜、葱、韭菜、刀豆、桂花、羊肉、鸡肉。

祛风湿类（用于风湿病症）食物：樱桃、木瓜、五加皮、薏苡仁、鹌鹑、黄鳝、鸡血。

利尿类（用于小便不利、水肿病症）食物：玉米、赤小豆、黑豆、西瓜、冬瓜、葫芦、白菜、白鸭肉、鲤鱼、鲫鱼。

通便类（用于便秘病症）食物：菠菜、竹笋、番茄、香蕉、蜂蜜。

安神类（用于神经衰弱、失眠病症）食物：莲子、百合、龙眼肉、酸枣仁、小麦、秫米、蘑菇、猪心、石首鱼。

行气类（用于气滞病症）食物：香橼、橙子、柑皮、佛手、柑、荞麦、高粱米、刀豆、菠菜、白萝卜、韭菜、茴香菜、大蒜。

活血类（用于血瘀病症）食物：桃仁、油菜、慈姑、茄子、山楂、酒、醋、蚯蚓、蚶肉。

止血类（用于出血病症）食物：黄花菜、栗子、茄子、黑木耳、刺菜、乌梅、香蕉、莴苣、枇杷、藕节、槐花、猪肠。

收涩类（用于滑脱不固病症）食物：石榴、乌梅、芡实、高粱、林檎、莲子、黄鱼、鲇鱼。

平肝类（用于肝阳上亢病症）食物：芹菜、番茄、绿茶。

补气类（用于气虚病症）食物：粳米、糯米、小米、黄米、大麦、山药、莜麦、籼米、马铃薯、大枣、胡萝卜、香菇、豆腐、鸡肉、鹅肉、鹌鹑、牛肉、兔肉、狗肉、青鱼、鲢鱼。

补血类（用于血虚病症）食物：桑葚、荔枝、松子、黑木耳、菠菜、胡萝卜、猪肉、羊肉、牛肝、羊肝、甲鱼、海参、草鱼。

助阳类（用于阳虚病症）食物：枸杞菜、枸杞子、核桃仁、豇豆、韭菜、丁香、刀豆、羊乳、羊肉、狗肉、鹿肉、鸽蛋、雀肉、鳝鱼、海虾、淡菜。

滋阴类（用于阴虚病症）食物：银耳、黑木耳、大白菜、梨、葡萄、桑葚、牛奶、鸡蛋黄、甲鱼、乌贼鱼、猪皮。

参考文献

［1］ 杨滨．食品营养学 ［M］．昆明：云南人民出版社，2014.

［2］ 李先保．食品工艺学 ［M］．北京：中国纺织出版社，2015.

［3］ 孙远明．食品营养学 ［M］．北京：中国农业大学出版社，2010.

［4］ 张兰威．乳与乳制品工艺学 ［M］．北京中国农业出版社，2006.

［5］ 郭俊生．现代营养与食品安全学 ［M］．上海：第二军医大学出版社，2006.

［6］ 倪世美．中医食疗学 ［M］．北京：中国中医药出版社，2006.

［7］ 翁维健．中医饮食营养学 ［M］．上海：上海科学技术出版社，2008

［8］ 孙京新．调理肉制品加工技术 ［M］．北京：中国农业出版社，2014.

［9］ 任大喜，陈有亮．畜产品加工实验指导 ［M］．杭州：浙江大学出版社，2017.

［10］ 任顺成．食品营养与卫生 ［M］．北京：中国轻工业出版社，2011.

［11］ 郭俊生．现代营养与食品安全学 ［M］．上海：第二军医大学出版社，2006.

［12］ 钱尚益．家庭医生诊治全书 ［M］．呼和浩特：内蒙古人民出版社，2004.

［13］ 陈岩．中医养生与食疗 ［M］．北京：人民卫生出版社，2012.

［14］ 谭兴贵．中医药膳学 ［M］．北京：中国中医药出版社，2003.